养胃

饮食 + 治疗 + 中医调养

赵迎盼·编著

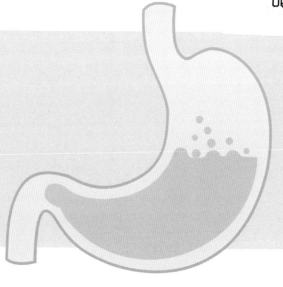

中国轻工业出版社

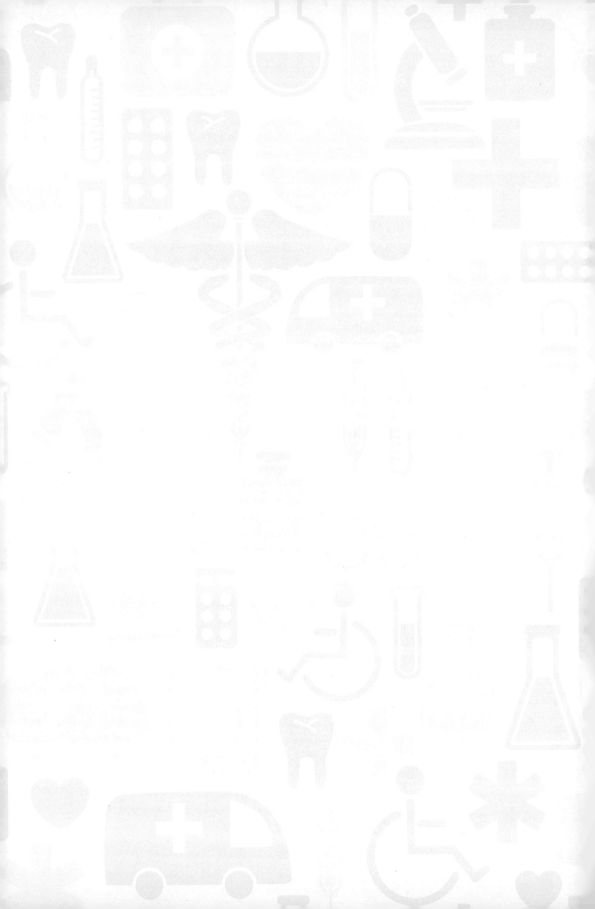

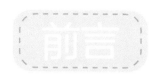

前言

胃是人体的消化器官，食物通过口腔、食管进入胃，起到容受食物的作用，并且在胃里通过机械的研磨和消化酶等的化学性分解充分混合，然后排到小肠。胃在整个消化过程中起到重要作用。胃的健康运转是其他脏腑健康的基础。

饮食不规律、过食刺激性食物、药物因素以及精神压力过大等都是导致胃病的因素。胃痛、泛酸、胃胀气、消化不良等症状会给我们的日常生活造成困扰。胃炎、胃溃疡甚至胃癌等疾病会严重影响患者生活质量，也很难治愈。

胃具有一定的防御和自我修复功能，轻度的胃炎、胃溃疡等可以通过合理养护加以改善。养胃需要建立规律的作息习惯，多吃清淡有营养的食物，进行有益身心的运动以及保持积极、豁达的心态。在用药方面，尽量减少皮质类固醇等激素类药物、乙酰水杨酸类、非甾体抗炎药的使用，避免损伤胃黏膜。一般情况下，胃炎、胃溃疡等胃病本身不传染，但是幽门螺杆菌易传染，而幽门螺杆菌极易诱发胃病，因此生活中需要特别注意。

对于每天勤勤恳恳工作的胃，你对它了解多少呢？胃到底长啥样？胃的功能有哪些？养胃除了规律饮食，还需要怎样呵护它？不同人群养胃方式一样吗？详细了解这些知识，是养胃的基础。

本书结合大量生活实践及临床案例，总结出了生活中常见的护胃、养胃要点，同时，结合传统中医医学书籍及大量有效的实践，总结出了养胃的调理方法，包括食疗、按摩、中药、艾灸等。没有胃病的朋友可以实践，使胃更强健，抵抗力更强；有胃病的朋友也可以有所收获，更有效地调养胃，使身体早日恢复健康。

目录

第一章
胃，你好吗

第二章
这样吃养胃

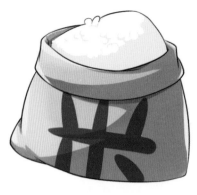

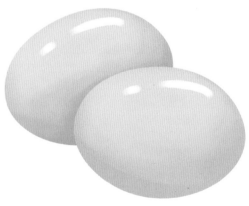

第三章
常见胃部不适的调理

第四章
胃部疾病及调理方案

第五章
幽门螺杆菌感染要重视

第六章
治胃病配合检查很重要

第七章
坚持中医调理，养胃有成效

第八章
脾胃这样养

第九章
运动减轻脾胃负担

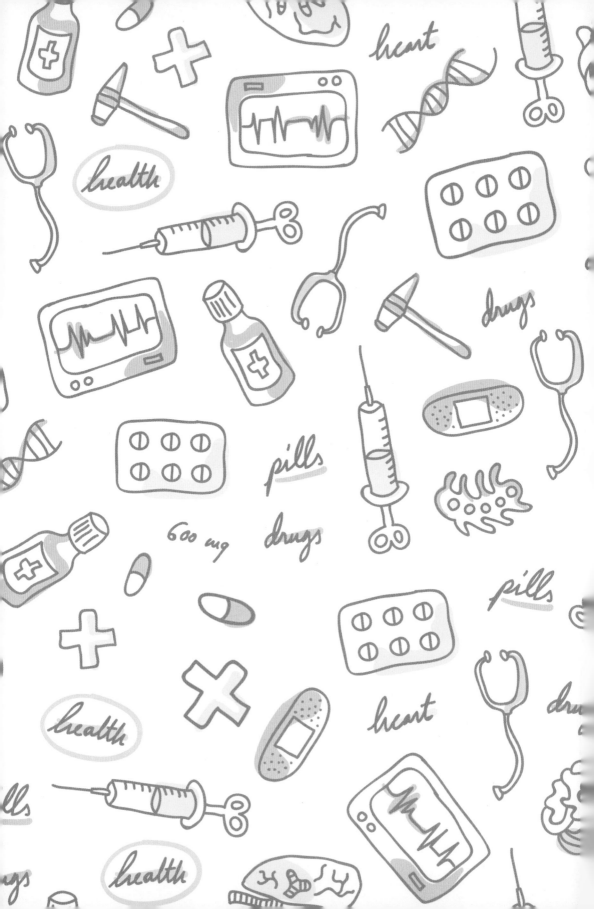

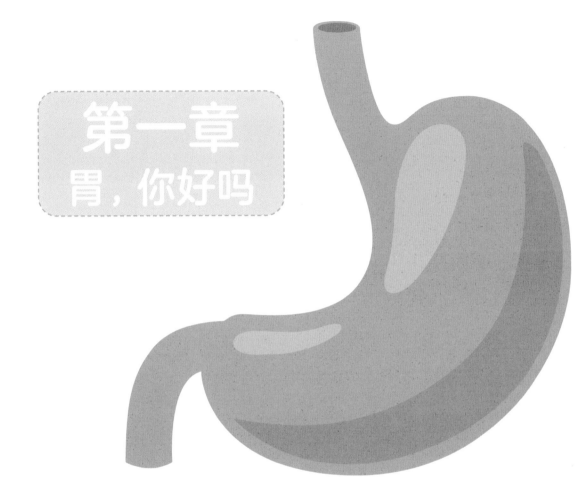

第一章
胃，你好吗

中医讲胃为后天之本，因为它是水谷之海、气血之源，是维持人体营养加工和运输的脏腑，因为胃的正常运转，我们的身体才能获得营养和能量。胃就像身体的油箱，是消化道的重要组成部分，身体健康与否跟胃的状态息息相关。胃不适时，我们也往往能在第一时间感知到。今天，你的胃，还好吗？

001招 身体的"粮仓"

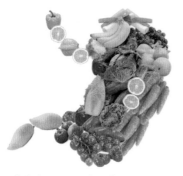

《黄帝内经·素问》中说"胃为仓廪之官、五味出焉"。胃是食物的储运场和加工厂，是食物消化的重要器官。

人的消化是一个非常复杂的系统工程，需要胃、脾、小肠、胆等多个器官共同合作来完成，其中，胃作为人体主要的消化场所，其生理功能主要是接受和容纳吃进去的食物，并对食物进行初步消化。

胃就像身体的粮仓，我们日常摄入的水和食物，都会进入胃里，由胃进行收纳、研磨；胃还要分泌胃液，对食物进行溶解，再由整个消化系统进行分解、运送，从而供给机体所需的营养物质。

002招 胃的生理结构

胃是人体消化道中最膨大的部分，形状像一颗大蚕豆。上与食管相连接的部位即胃的入口，称贲(bēn)门；下接十二指肠的出口处叫幽门。正常人的胃在腹腔的左下方，直立时的最低点不应超过脐下二横指。

胃的结构分为胃底、胃体和胃窦三部分，胃底为胃的最上部分，胃体为胃底以下的部分，从胃角切迹向右至幽门的部分为胃窦。一般胃底负责临时储存食物，胃体负责搅拌，胃窦负责排出。但这些分工并不是独立的，互相之间还会协调合作。

胃的位置在人体的上腹部，胃有问题往往会体现为上腹部不适。

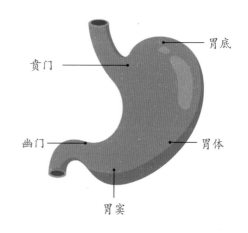

3招 胃的容量有多大

胃是一个空腔器官，当充满食物时，会饱胀得像一只大茄子；当里面没有食物或水时，则会瘪下去像一根黄瓜；当胃里没有可消化的食物时，里面通常会有大约 50 毫升的胃液。

人的胃约为一个拳头大小，进食后可以膨大至数十倍。空腹时胃容量大约为 50 毫升，而进食后，成年男性的胃容量约为 1400 毫升，成年女性约为 1200 毫升。婴幼儿的胃容量随着年纪增长而增加。

不同年龄的人胃的正常容量值

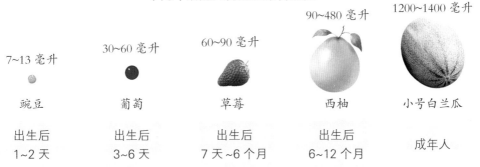

7~13 毫升	30~60 毫升	60~90 毫升	90~480 毫升	1200~1400 毫升
豌豆	葡萄	草莓	西柚	小号白兰瓜
出生后 1~2 天	出生后 3~6 天	出生后 7 天~6 个月	出生后 6~12 个月	成年人

4招 胃的消化功能

食物经牙齿咀嚼后，被吞咽进入食管到达胃，在胃的不断蠕动下，经过胃酸超强的腐蚀和杀菌作用，以及胃蛋白酶的分解作用，吃进去的食物被混合均匀，初步消化研磨变成食糜。然后胃的幽门开放，胃的蠕动作用将食糜推送入肠道进行消化吸收，变成小分子的营养物质进入血液循环。

胃的蠕动作用由迷走神经控制，由胃平滑肌发出蠕动信号，正常情况下是每分钟 3 次左右。

成年人的胃可容纳 1~2 升食物，人在进食后食物可以在胃内停留较长时间，使食物得以慢慢进入十二指肠，这就保证了食物在小肠内的消化和吸收。

005招 胃的防御功能

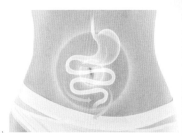

胃表面的黏膜组织有着强大的自愈能力。

胃黏膜屏障，指胃黏膜上皮细胞顶部和相邻细胞膜紧密连接构成的一层脂蛋白层，它可以防止异物和病原体的入侵。

胃黏液有润滑作用，可减少食物对胃黏膜的损伤，也能减少胃酸、胃酶对胃黏膜的侵蚀，对胃有保护作用。

胃还有一定的自愈能力，胃黏膜受损较轻时，比如得了慢性胃炎、轻度胃溃疡，患者只要注意调节饮食和生活作息，病情可以缓解或自愈；严重者则需要药物治疗并结合饮食调理。

006招 食物在胃中停留的时间

不同食物在胃中停留的时间不同。通常，进食流食、碳水化合物类食物及水果等后胃排空较快，胃消化蛋白质较慢，消化脂肪类更慢。因此，人们吃了荤食后不易感到饥饿。

食物种类	在胃中停留的时间
液体	5~10 分钟
水果	20~30 分钟
煮熟的蔬菜类	45 分钟
大米、面食等	约 1 小时
牛奶及奶制品	低脂 1.5 小时，全脂 2 小时
鸡肉	1.5~2 小时
牛肉、羊肉等	3~5 小时

7招 胃健康的人更长寿

在医院里，为患者进行疾病治疗的同时，医生通常会嘱咐患者需要注意一些饮食细节，因为营养充足有利于患者身体的康复。

只有胃健康，消化能力才会强大，更加积极地为机体其他器官运化营养，自然更容易长寿。中医讲"肾为先天之本，脾胃为后天之本"。脾胃功能强健是其他脏腑健康运行的前提条件。

正因如此，胃健康是生命健康的核心力量。胃健康，身体的气血才能充足，各器官才能有条不紊地运行。

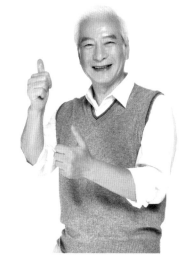

脾胃是气血生化之源，脾胃强，身体才能健康。

8招 胃不好，首先伤肺

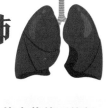

胃的消化吸收、运化功能不足，首先会影响肺脏。因为体内营养不能得到充足的供应，导致体质虚弱，而体质虚的人更易受风寒、风热等外邪影响。肺脏功能差的人常有说话声音低微、呼吸短促、咳嗽、喘息等表现。因此有肺部疾病的人更需要注意营养的摄入，加强对脾胃的调理。

脾胃运化功能失常，会导致湿气凝聚，上逆犯肺，易造成痰多的症状。外感风热也会影响肺输布津液的功能，从而导致脾胃受伤，出现面色枯黄、头晕、咳嗽、四肢无力、消化吸收能力变差的症状。

009 招 脾胃虚弱影响肝功能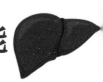

人如果脾胃虚弱，会使肝脏的疏泄与排毒功能受到影响，导致出现面目泛黄、小便赤黄、肋骨疼痛等症状。

《黄帝内经·素问》中说："食气入胃，散精于肝，淫气于筋。"意思是肝脏中所藏的血液、营养都来自于脾胃对水谷的运化。脾胃健康时，造血系统就能有充足的原料，机体就能健康运行。同时，肝血充足且贮藏疏泄有度，也会使得气血畅行无阻，有利于脾胃保持健康。

010 招 脾胃与心脏互相影响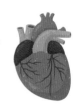

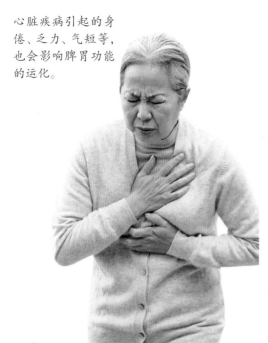

心脏疾病引起的身倦、乏力、气短等，也会影响脾胃功能的运化。

胃部的经络与心脏相通，如果长期饮食失节，过量食用肥腻、高糖、酒精、辛辣等食物，就会导致脾胃运化失调，引发胃热，从而导致胸闷、心烦、腹胀、便溏、夜卧难安等症状。长期进食过少或脾胃消化、吸收能力差，会引起心血不足、心神失养等心脾两虚的症状。

反之，心脏功能虚衰也会导致脾胃失去滋养，使脾胃虚寒，引起痰多、尿少、身体浮肿、心悸、头晕目眩等症状。

011招 胃不好伤肾

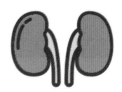

长期脾胃虚弱会导致肾脏功能紊乱，使肾的排泄功能受到影响，从而使身体出现下肢浮肿、腰膝酸软、四肢发冷、不育等症状。

中医讲"肾为先天之本，脾为后天之本"，肾与脾胃为相辅相成的关系。人如果经常晚睡或熬夜，或常吃寒凉食物，就易导致脾胃虚弱，不能够运化水谷精气来滋养肾脏。脾胃调理好了，肾脏才能有足够的"精力"来化生精血，人也会精、气、神兼具。因此，想要改善肾虚，必须同时调理脾胃。

012招 胃与肠互相影响

胃与肠都是人体消化系统的重要组成部分，肠道接受胃腐熟及初步消化的食糜后，进行进一步的消化吸收与传输。

胃内有实热会使体内津液大量消耗，导致大肠传导不利，引发便秘。同时，大肠缺乏津液，燥结不通，也会影响胃的和降，导致恶心、呕吐、食欲不振等症状。

013招 胆与胃同病

中医上讲胆胃同病，胆随胃降。胆与胃同为六腑，共同主管气机的升降及饮食的消化，二者和谐才能正常发挥作用。胆火不降反升就会犯胃，使患者出现呕苦、嘈杂[①]、泛酸等症状。

而在临床上，胆囊炎、胆石症等患者常并发胃、十二指肠的炎症及溃疡，表现症状为胃胀、胃痛及两肋痛、口苦等。

注：①指胃中似饥饿、空虚伴灼热的感觉。

014招 胃健康的表现

判断一个人的胃是否健康，可以根据以下几点。

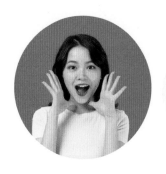

1. 气色好，面色红润，有光泽。饮食较正常，胃的消化功能良好，可为身体提供正常运转所需的营养。

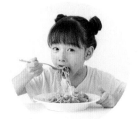

2. 明显的饥饿感和饱腹感，食欲良好。到饭点了就会感到肚子很饿，对于清淡可口的食物也能吃得津津有味，饭量适中。

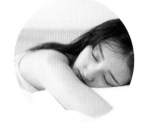

3. 精力充沛，在休息时很快进入深度睡眠；在工作时不被乏力、精神倦怠等问题困扰，头脑清晰，工作效率高。

4. 无口臭、口腔溃疡、口舌上火等现象。

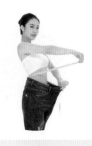

5. 体形匀称，身材适中，BMI[①]在正常范围内。

6. 无运动情况下，很少出虚汗，很少打嗝，也基本无胃痛、胃酸等现象。

注：①体质指数（BMI）＝体重（千克）÷身高的平方（米²）。正常值为18.5~23.9。

15^招 "十人九胃" 的现状

在中国的三级医院内科门诊，消化内科患者是最多的。俗话说"十人九胃"，是指十个人里面就有九个人患胃病。

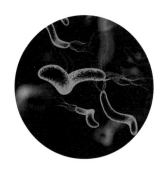

1. 幽门螺杆菌（HP）感染：中国人的饮食习惯是共餐制，人与人之间容易发生 HP 感染。众所周知，HP 感染是导致慢性胃炎、消化性溃疡和胃癌的重要原因。

2. 饮食因素：食品中的某些添加剂、水果和蔬菜中的农药残留、过量的酒精摄入、经常食用深加工食品，食用新鲜蔬菜较少，都是诱发胃癌的因素。

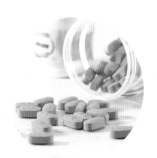

3. 非甾体抗炎药：以阿司匹林为始祖，诞生了庞大的药物家族，是目前临床上应用非常广泛的药物，但这类药物易诱发胃十二指肠溃疡。

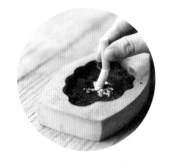

4. 吸烟：吸烟者消化性溃疡发生率比不吸烟者高，吸烟影响溃疡愈合，同时易导致溃疡复发。

5. 精神紧张：临床观察发现，长期精神紧张、过劳，易使消化性溃疡发作或加重，因此情绪应激可能是主要诱因。

016^招 胃病先兆的自查

胃不舒服、胃酸、胃胀已经成了现代人的通病，但说起胃病，很多人还是觉得离自己很远。对照以下胃病早期表现和前兆，看看自己是否有这些症状。

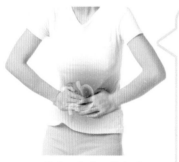

胃痛、胃酸、胃胀是常见的胃病症状。

1. 疼痛： 这是胃病常见症状之一。导致胃痛的原因很多，表现形式也复杂。病因包括受寒、气滞、血瘀等，表现形式有隐痛、刺痛、绞痛。

2. 气胀： 这也是胃病常见症状之一。如果脾胃运化失常，或者因寒受阻，或者其他因素，都会导致胃内气体不能及时正常排出，从而导致气胀。

3. 食胀： 由于各种因素，胃不能正常消化食物，或者胃肠蠕动过慢，都会导致食胀。

4. 舌淡无味： 中医理论认为，脾与胃相表里，开窍于口，如果脾受困，或其他原因导致脾虚，就会引起患者食不知味、食欲减退。

5. 口苦： 是肝胆受热的典型症状，也是胆气上泛的表现。西医诊断为胆汁反流性胃炎。

6. 面色： 胃病患者病史过长，面色容易萎黄、暗淡无光。

7. 舌苔颜色： 脾胃健康的人舌体柔软，活动自如，颜色淡红，有润泽，舌苔薄白。而人在患胃病初期，舌苔黄，口有异味，此为实证。胃病长期持续，舌苔转白，便秘者舌质肥厚，疼痛者舌质有瘀斑。

8. 恶心呕吐： 饮食失常、寒温不适引起的胃病，容易造成患者恶心呕吐。

9. 打嗝嗳气： 跟情绪有关，或者因吵架、压力过大等导致胃病的患者容易有此症状。

10. 胸闷： 以气不顺、滞留胸腔为特征，脾气暴躁者易有此症状。

17招 不良饮食习惯很伤胃

我们的胃很强大，分泌的胃酸可以促进食物水解，同时杀死大部分对人体有害的细菌；胃也很忙碌，自我们进食第一口食物开始，胃就开始工作；同时，胃也很脆弱，我们如果饥一顿，饱一顿，或者长期过多进食辛辣的、味道重的、甜的食物，也会对胃造成损伤，引发多种胃部疾病。

好在胃有很强的自我修复能力，通过改正不良饮食习惯，可以使胃的健康状况得以改善。

18招 暴饮暴食：胃很疲惫

胃壁是由肌肉组织构成的，有很强大的伸缩性，就像气球一样，可以被撑大。如果无限制地吃下去，胃进一步扩张，胃壁肌肉纤维就会被拉得很薄，有破裂的风险。

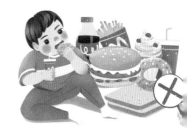

过量摄入食物，会导致脾胃超负荷工作，食物在胃内停留的时间延长，从而造成胃部肌肉疲劳、胃动力下降。

19招 狼吞虎咽：胃承受不了

口腔在咀嚼食物时，不断地向下丘脑的饱中枢发出信号，是引起饱腹感的刺激因素之一。吃饱到大脑感知饱的信号会有 20 分钟左右的延迟。有的人吃饭速度过快，当感到吃饱时，其实早已进食过量了。

另外，进食过快也容易导致进食时忽略饮食的温度和杂质，摄入烫食或不小心吃下枣核、鱼刺等尖锐物质，造成食管黏膜和胃黏膜的损伤。

020^招 过量饮酒：胃受伤了

　　有些人很是向往"会须一饮三百杯"的豪迈，可是，造成的苦果却都由胃来承担。饮酒过量，胃需要很长一段时间来修复黏膜损伤。

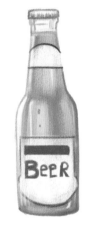

　　正常的胃黏膜表层上皮细胞和胃小凹清晰可见，分布很均匀。人在喝酒后，酒精首先在胃内滞留，与胃黏膜直接接触导致黏膜液变薄、黏膜上皮细胞坏死脱落，严重者导致微血管内皮损伤、组织缺血，从而导致胃黏膜糜烂或溃疡。

　　过量饮酒后引起的剧烈呕吐会加重食管损伤，增加反流性食管炎的发病率。酒精度数越高，对胃黏膜的伤害越大，烈性酒会严重刺激胃黏膜，导致急性酒精性胃炎。人如果长期饮酒，胃黏膜就会因不断受到酒精刺激而发炎，导致慢性胃炎及十二指肠溃疡。饮酒同样会增加患胃癌的可能性。

有研究证明，酒精是引起
胃黏膜损伤的重要原因。

021^招 长期节食：胃快没力气了

　　长期节食会直接伤及胃，当胃长期处在没有什么食物可以消化的状态时，基础胃酸的分泌就会作用于胃黏膜，胃胀气、胃痛、泛酸的症状也会出现。同时，过多的胃酸会腐蚀胃黏膜，长此以往，容易导致胃部血管硬化，引起胃溃疡等胃部疾病。

　　还有一种比较流行的节食减肥方法，就是不吃主食，这样也会损伤脾胃。米、面等是比较好消化的食物，可以滋养脾胃。胃长期得不到滋养，其运化能力和承受能力就会减弱。

22 招 饮食不洁：小心幽门螺杆菌

常言道病从口入，过期的食品、变质的饭菜、厨房卫生条件不佳等可能会使细菌、病毒、寄生虫通过污染食物被我们吃进去。这些被污染过的食物可能会导致急性胃肠炎、寄生虫感染等。

不洁食物和饮用水、用餐时的交叉感染可能会导致幽门螺杆菌感染，进而引起萎缩性胃炎等胃病。

23 招 忧思伤脾胃

忧思深虑形体瘦

中医有"忧思伤脾"的说法，适当的思虑对身体不会产生不良影响，但思虑过度就会影响脾胃的正常生理活动，进而使机体出现病症。

"胃是情绪的晴雨表"，一个人常常心事重重、紧张、心理压力大，会导致脾气郁结，脾胃升降失调，食欲不振、饮食不化，身体也就得不到水谷精微的濡养。因此，忧思过度的人形体消瘦或者虚胖、面色无华、精神不振、四肢倦怠无力，生活中常伴随有失眠、神经衰弱、消化不良等症状。

不良情绪引发的胃病也要治疗

情绪性胃病也是胃病，会导致食欲不振、消化不良等症状，甚至引发消化系统疾病，比如胃炎、胃溃疡等，同样需要医治。不能因为知道症状是由不良情绪引起的，就认为只需调节情绪就够了，检查胃部发现问题并积极治疗也很重要。

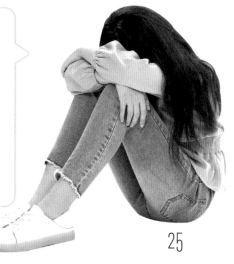

024招 身体受寒也会伤胃

喝冷饮伤胃

夏季天气炎热，人们喜吃雪糕、冰激凌，喝冰镇饮料等，甚至在冬季吃雪糕也成为一种时尚。我们在享受寒凉食物带来的味觉刺激时，也要承受脾胃受寒带来的后果。大量吃冷饮会使消化液的分泌及胃肠功能受影响，常见表现是舌苔白腻，轻则腹痛、腹泻，重则恶心呕吐。

寒性食物伤胃

有些食物虽不是冰镇的，但属于寒性食物，如凉茶，其成分以菊花、金银花等为主，有去火、清内热的功效，但是脾胃虚寒的人不宜多喝，过度饮用会加重脾胃虚寒的症状。

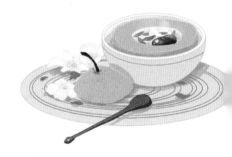

梨在煮后其寒性会降低，胃不好的人可以食梨饮汤。

螃蟹、田螺、蛤蜊等海鲜类食物以及黄瓜、空心菜、香蕉、梨等都是寒性食物，在食用时需要注意控制食用量，不要一次性吃太多，可以搭配热性或平性食物，以免加重脾胃虚寒。

贪凉伤胃

脾胃在夏季更需要保护，不要长时间待在空调房里，多去户外活动。睡觉时也最好用薄毯护住腹部，防止脾胃受寒。

有些人追求时尚，喜欢穿露脐装或不穿袜子，秋冬季节也喜欢露出脚踝，这些习惯会使身体重要部位受凉，进而影响五脏六腑及经络的运行。比如肚脐部位有关键穴神阙穴，腹部周围有中脘穴等，这些部位受凉会导致经络运行不畅，引起一系列胃肠问题。

25 招 滥用药物伤胃

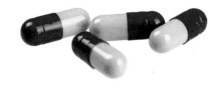

非甾体类药物

人们感冒、咳嗽、咽痛、腹泻时，往往自行购买一些止痛药、消炎药服用，这些药物中的某些有效成分会刺激胃黏膜，对胃造成损害。

长期不规律地服用此类药物，会直接损伤胃黏膜，抑制胃黏膜保护因子的合成，削弱胃黏膜屏障的功能，进而造成胃部不适，严重的可导致胃病。

糖皮质激素

用于治疗风湿性关节炎、湿疹、哮喘等疾病的药物会含有糖皮质激素，过量使用会增加胃酸及蛋白酶的分泌，造成胃的损伤，诱发消化性溃疡，严重者可出现胃出血、胃穿孔。

26 招 吸烟也会伤胃

有研究表明，吸烟者的胃溃疡发病率比不吸烟者高 2~4 倍，吸烟还会使胃炎、胃癌等患病的概率大大增加。

吸烟引起和加重胃病的罪魁祸首是尼古丁，它能作用于迷走神经系统，破坏正常的胃肠活动。人在吸烟时，烟雾随食管进入胃，直接刺激胃黏膜，引起胃黏膜血管收缩、痉挛、缺血、缺氧等。烟雾中的尼古丁可松弛贲门和幽门括约肌，易使胃酸反流入食管，引发食管及胃部疾病。另外，吸烟会使胃酸分泌过多，损伤胃壁；烟雾中的多种致癌物还会增加患胃癌的风险。

027 ^招 要想小儿安，三分饥与寒

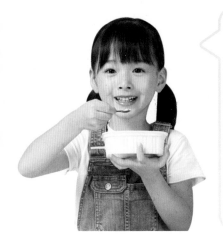

儿童的胃容量比较小，最需要注意的问题就是不要过度喂哺。儿童吃得过多易造成胃部损伤，同理，儿童穿得过多也会导致火气加重，饮食和衣着以合适即可。

儿童的胃发育尚未完善，胃黏膜薄弱，肌肉不发达，胃液分泌少，所以消化能力要弱于成年人。更需要注重饮食清淡、营养均衡、少食多餐。

028 ^招 年轻人，熬夜伤胃

很多年轻人喜欢熬夜，通宵工作学习、打游戏、看剧等，这对胃也有伤害。

规律作息是胃健康的基础。

《脾胃论·脾胃胜衰论》中指出："饮食不节，劳役所伤，以致脾胃虚弱"。意思是熬夜过劳、用脑过度，会影响胃肠神经系统功能，导致肠脑互动异常，引发一系列的功能性胃肠疾病，使人出现腹胀腹痛、嗳气①泛酸、食量减少、大便异常等症状。

熬夜常常伴随着三餐不规律。有调查显示，经常三餐不定时的人患胃癌的危险性是常人的1.3倍。

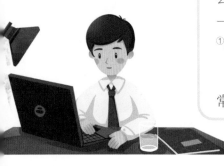

注：①嗳气：胃里的气从口里出，意思即打嗝。

29招 老年人养胃，重在养护

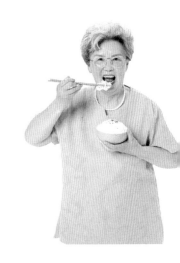

老年人随着年龄的增长，胃肠功能减弱，消化腺分泌功能降低、胃肠蠕动减弱，导致消化功能减退，稍不注意就容易出现胃胀等不适。

如果进食过多，食物长时间不能充分消化，在胃中滞留的时间过长，就容易造成消化不良、胃部饱胀。这会使横膈的活动受阻，引起呼吸困难，增加心脏负担。因此老年人需要格外注意胃部的养护，养成三餐定时定量、细嚼慢咽的习惯，饭后可以进行适量运动以促进胃肠蠕动。

30招 职场"保胃战"

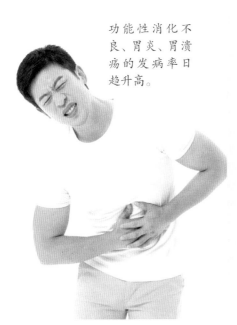

功能性消化不良、胃炎、胃溃疡的发病率日趋升高。

上班族往往工作繁忙，精神压力大，很容易胃痛，长此以往，有可能会引起胃肠功能紊乱；上班族常常会三餐不规律，早饭急匆匆地被遗忘，午饭简单应付，晚饭大吃大喝，睡前来点夜宵，这些都可能导致胃肠功能紊乱，营养供应发生障碍，出现泛酸、饱胀、嗳气等症状，严重者可能发展成胃炎、胃溃疡等一系列疾病。

长时间开车也会对胃肠造成不利影响。当人在饭后驾驶时，血液被供应到紧张的肌肉和大脑里，胃肠供血不足，也会加剧胃病的症状。

031招 春季养胃：减酸增甘

春季，阳气开始升发，是养肝的好时机。脾胃出现问题，就会出现气血虚，进而导致肝虚，因此在养肝的同时要注意养胃。在饮食上应做到"减酸增甘"，即少吃酸的食物，适当多吃性温、味甘的食物，如山药、小米、红枣等，可提高机体免疫力，对人体阳气有补益作用，同时可增强肝和脾胃的功能。

春季因气温回暖，各种细菌、寄生虫等也随之活跃，应注意饮食的新鲜和清洁。天气忽冷忽热，如果不注重起居、衣着等问题，容易导致胃肠疾病。需谨防患急性胃肠炎、胃肠型感冒。

032招 夏季养胃：祛湿热，健脾胃

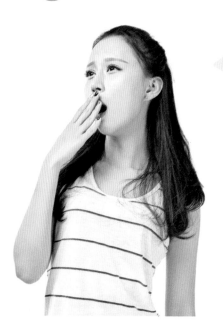

夏季暑热多雨，长夏对应于脾，暑热容易与湿邪相合，侵犯脾胃，导致脾胃湿热，多发肠道疾患。夏季养脾胃应注意湿热之气对脾胃的困扰，不要贪凉，久吹空调、喜吃冷饮都会导致体内湿气加重。

夏季要注意保证充足睡眠，饮食宜细嚼慢咽，减轻胃肠负担。还可以进行揉腹、臂单举及轻缓的运动来达到去湿热、健脾胃的目的。

33招 秋季养胃：多酸少辛

秋季主燥，内应于肺，肺与脾胃同主气。初秋时节，暑湿尚未散去，脾胃功能尚未恢复，很容易受伤。辛辣食物如辣椒、生姜、蒜等可以打开味蕾，健脾开胃，但这些食物会助燥伤阴，使身体内热加重，可以多吃些银耳、葡萄、石榴等。

秋季气候干燥，要注意补水，可以吃一些水果，如梨、苹果等；喝一些滋阴的茶，如百合茶、桂花茶等。

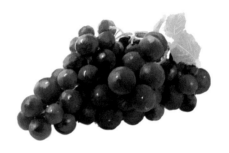

适当吃一些葡萄能健脾和胃、安神、舒缓疲劳。

34招 冬季养胃：多温热，少寒凉

黑芝麻中含有大量的膳食纤维，有润肠通便的功效。但是胃肠不好的人最好不要空腹吃黑芝麻。

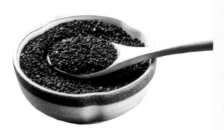

冬季天气寒冷，内应于肾，寒冷伤肾而累及脾胃，因此要注意保暖。肾的精气主要由脾胃运化的营养所提供，寒凉的食物容易损伤脾胃，使水谷精微不足，导致肾精不足而生病。冬季要注意多吃一些具有温补肾阳功效的食物，如黑芝麻、木耳、黑米、黑豆、核桃等。

冬季还应注意防寒保暖，进行适量的有氧运动。

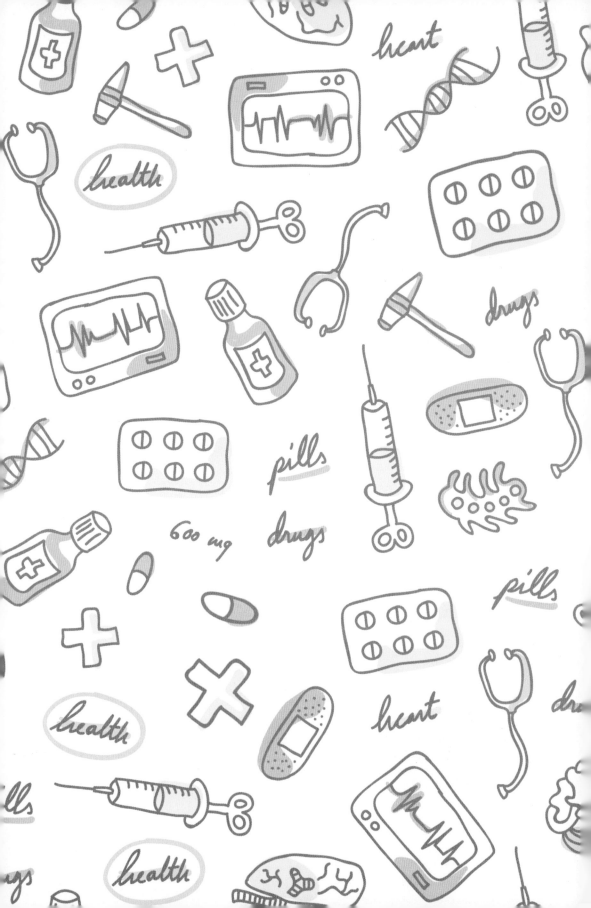

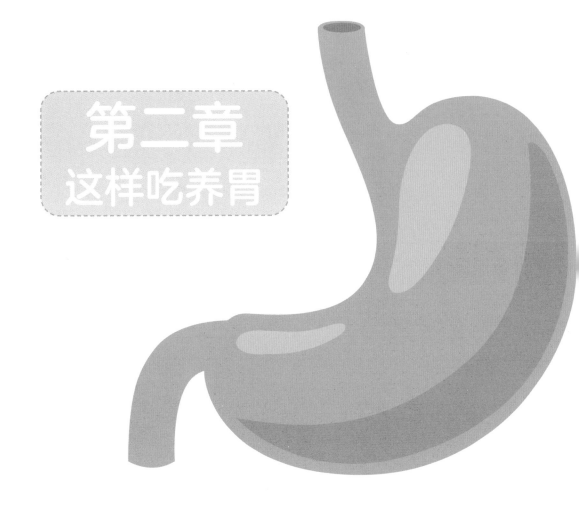

第二章
这样吃养胃

俗话说，胃病"三分治，七分养"。一般消化不良、胃炎和胃溃疡等病，都有反复发作的特征，只依靠医学治疗并不能从根本上消除病根，只有辅助饮食调理才有可能治愈。胃有自己的"生物钟"，只要我们好好待它，它就会规律运行。

O35 招 三餐规律

规律的三餐可以使胃有规律地工作与休息，良好的生活作息对提高工作、学习效率有重要意义。通常早餐、午餐及晚餐三餐比例以 3：4：3 为宜。

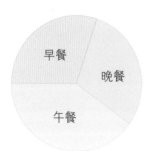

3：4：3

早餐最佳时间是 7:00~9:00

起床 20~30 分钟后再吃早餐最合适，此时食欲最旺盛，摄入的营养可以被人体充分吸收。早餐前可以喝一杯温开水或温牛奶等，补充身体在睡眠期间丢失的水分，有利于肠道蠕动。按时按量吃早餐，还可以防止午餐进食过多。

午餐最佳时间段是 11:30~12:30

午餐既需要补足上午的能量消耗，还要提供下午的能量所需，因此是一天中进食量较大的一餐，需要吃饱，但不宜过饱。健康的午餐，五谷应占大约 1/3 的比例，配以新鲜的蔬果、鱼类或畜禽类，荤菜以蒸、煮等清淡做法为主，避免油腻、味重、高糖食物。

晚餐最佳时段是 17:00~18:30

晚餐可以选择一些能量低、饱腹感强的食物。尽量给胃肠在睡眠前留足 4 小时的消化时间，避免胃肠在夜间负担过重。

两餐之间可以适量吃些零食，补充能量，比如一小把坚果或一个水果等。

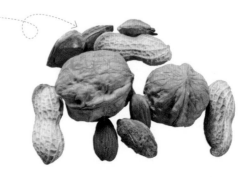

36^招 七分饱，刚刚好

人体有储存能量的机制，吃一顿饱饭之后，身体就有一部分细胞将剩余的能量储存在体内，为以后可能会出现的进食不足做储备。

七分饱，有助于维持正常的代谢

有意识地让自己保持适当的饥饿感很重要，每餐都吃得过饱，导致胃肠不停地工作，得不到休息，影响身体的排毒和代谢，也会造成胃动力的损伤与下降。

吃七分饱刚刚好，胃的工作张弛有度，胃动力良好，胃酸分泌保持在正常水平。古人说："吃饭留一口，活到九十九。"

七分饱，有助于保持正常的食欲

胃肠消化食物是需要一定时间的，在正常情况下，消化完一餐食物需要4~5小时，进食七分饱，在下一顿饭前就可以感到轻度的饥饿感，在饭点进食刚刚好。

如果进食过量，到了饭点，胃里的食物还有部分没有消化完，容易感到没有食欲。

七分饱，不积食

每餐吃得过饱，食物堆积在胃里，脾胃的运化负担加重，会导致积食。积食易引起口臭、泛酸、胃胀、胃痛等问题，长期下去还易引发胃病。

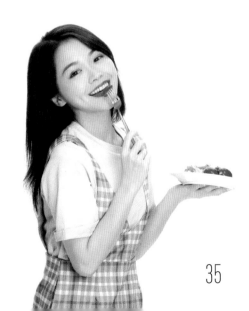

037招 五谷为养，蔬果、鱼肉也要吃

两千年前，《黄帝内经·素问》中就提出"五谷为养，五果为助，五畜为益，五菜为充"的配膳原则。这个原则对于我们同样有指导意义。

《中国居民平衡膳食（2016）》指出健康成年人应每天喝300毫升奶，吃1个鸡蛋，蔬菜的量要比主食（谷薯类）的量稍多。

五谷杂粮，酸苦甘辛咸，每种食物我们都需要吃一些，保持均衡营养。如果偏食，长期不吃某一种食物，就会影响胃对该种食物相关消化酶的分泌，有可能带来各种不利影响。

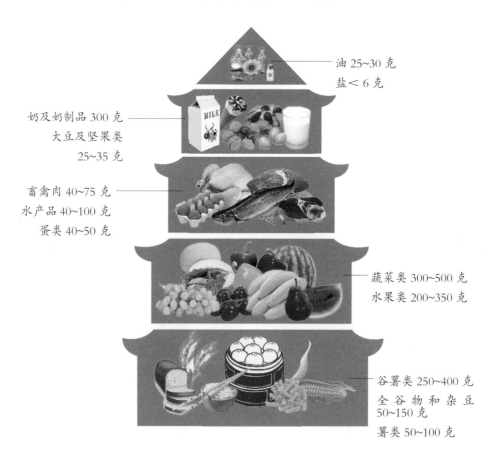

油 25~30 克
盐 < 6 克

奶及奶制品 300 克
大豆及坚果类 25~35 克

畜禽肉 40~75 克
水产品 40~100 克
蛋类 40~50 克

蔬菜类 300~500 克
水果类 200~350 克

谷薯类 250~400 克
全谷物和杂豆 50~150 克
薯类 50~100 克

可以将这张居民膳食宝塔复印后贴在冰箱上，提醒合理搭配饮食。

38^招 早餐要吃好

早上 7~9 点为一天中人阳气较盛的时段，也就是中医说的胃经经气旺盛的时候，这时胃肠消化能力强，最适合补充食物和营养。此时吃早餐不仅易于消化且吸收效果也佳，所以早餐要吃好。

早餐要吃得营养

营养的早餐既要为身体提供能量，又不能给胃肠造成太重负担。早餐食物种类应该尽量丰富，均衡饮食。主食可以选择蒸熟的玉米、山药、南瓜、红薯等。粗粮含有丰富的膳食纤维，有助于消化，可以健脾开胃、养胃。米粥和豆浆比较易于消化，可以补充身体缺失的水分。

含蛋白质比较高的蛋类和瘦肉不仅能预防进食过量，还能提升早餐质量。瘦肉中富含血红素铁，早餐中可吃少量瘦肉。蛋黄中富含卵磷脂，有助于补给大脑营养，增强记忆力。早餐喝一杯牛奶可以补充身体必需的钙。

吃早餐不易长胖

早上 7~9 点脾胃的运化功能较强，食物容易被消化吸收。9 点以后，脾经当令，会把食物变成精血，输送到五脏中，所以早餐的"利用率"是最高的，即便是吃得稍微多些，也不易发胖。不吃早餐容易伤害胃，而且身体血糖降低，就会出现头昏、乏力、心慌等症状。饿久了，还容易患胃炎、胆囊炎等疾病。

人在不吃早餐的情况下，身体会分解糖原、蛋白质来产生能量，并且在下一次进食时会储存更多的脂肪，从而导致肥胖。养成按时吃早餐的习惯，不仅可以提供丰富的能量和营养，还可以提高新陈代谢率，有助于瘦身。

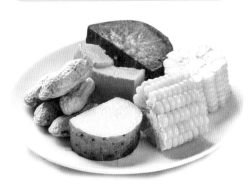

早餐可适量进食粗粮，有助于健脾开胃。

039 招 不要趁热吃

"饭快凉了，趁热吃"，这是一句充满温暖和关切的话语，但是一味追求食用过烫的食物，就有可能对肠胃造成损伤。

进食过烫的食物，会烫伤口腔和食管黏膜，也容易刺激胃，造成胃痉挛，还易造成胃黏膜损伤，引发胃炎、胃溃疡等疾病。另外，高温刺激也影响我们对美食的味觉体验。

最适宜的进食温度在 10~40℃。人体口腔耐受的温度为 50~60℃，当感到很热时，温度一般在 70℃左右，就需要凉一会儿再食用。

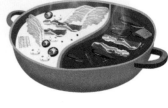

040 招 高盐饮食危害大

如果一个人在日常饮食中长期摄入大量盐分，会使胃黏膜受损，还会影响胃酸的分泌，导致胃炎或胃溃疡的发生。高盐饮食还会加重肾脏负担，引发高血压等疾病。

不同年龄的人对于食盐的需求量

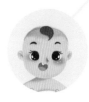

饮食中无须加盐
1 岁以下婴儿

每日不超过 3 克
4~6 岁幼儿

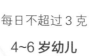

1~3 岁幼儿
每日不超过 2 克

每日不超过 6 克
**11 岁以上及
健康成年人**

7~10 岁儿童
每日不超过 4 克

41招 白粥养胃论 VS 白粥伤胃论

中国人自古就有喝白粥的习惯，在经济并不富裕的时期，白粥作为一种易于下咽且饱腹感强的食物陪伴了人们很多年。但近期有专家指出，早餐不宜喝白粥，一时间，白粥没营养、白粥伤胃等论点甚嚣尘上。那我们到底要不要喝白粥呢？

白粥养胃论

所谓"虚不受养"，脾胃虚弱的人吃营养丰富的食物会使脾胃虚弱加重，欲速则不达。粥温软细烂，更便于脾胃虚弱的人进行营养吸收。

中医也有食疗建议，叫"糜粥调养"，即用软糯的稀粥来调养身体很虚弱的人，比如脾胃虚弱的慢性病患者，这个调理的作用是缓慢而稳健的。

白粥伤胃论

白粥主要营养为碳水化合物，营养成分单一，人体还需要蛋白质、维生素、膳食纤维、矿物质等其他营养素。早餐长期只喝白粥会导致营养不良，而且喝粥带来的饱腹感维持的时间有限，容易因身体能量供应不足而产生低血糖。有些人喝粥还会导致泛酸、胃胀，反而伤胃。

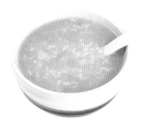

由此，我们得出，短期的术后调养或处于身体虚弱状态时，可以适当喝白粥。而当身体渐渐恢复时，应逐渐丰富食物的种类，加强营养。在煮粥时，应注重食材的搭配，燕麦、糙米、小米、南瓜等都可以与大米搭配，使粥的营养更丰富。

不管喝什么粥，都应听从身体的信号，如喝完有泛酸不适等现象，就应尝试其他食物。

042 招 平心静气地吃饭

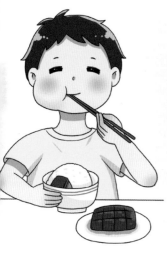

现代人生活节奏比较快，吃饭常常成了一件顺便的事情。有人喜欢拿个饼、包子、三明治一边走一边吃，有人则喜欢对着手机、电脑边看边吃饭，还有的家长为了让孩子乖乖吃饭，给其看动画片，使孩子渐渐养成不给看动画片就不吃饭的习惯。

边干其他事边吃东西，大脑既要负责消化系统的指挥工作，又要注意运动系统的调节，易导致消化不良，引起打嗝、胀气、食物呛入气管等问题。

平心静气地坐下来专心吃饭，细嚼慢咽，有利于食物的消化吸收，减少患胃炎、胃下垂的风险。

043 招 饭后百步走，活到九十九

百岁高龄的唐代著名医学家孙思邈，在他的医学著述《千金方》中指出："平日点心饭后，出门庭行五六十步，中食后，行一二百步，缓缓行，勿令气急……食毕行步，踟蹰则长生。"饭后宜休息几分钟，再缓慢行走大约 500 米，不仅可以促进胃肠蠕动、帮助消化、预防便秘，还可以放松心情，从而有助于身体健康，达到延年益寿的效果。

如果吃完饭马上投入学习或工作，或者立马躺下，易造成身体消化缓慢、失调，导致食积。

体质较差、患有胃下垂或心脑血管病等病症的人则不宜在饭后散步。这类人群可以在饭后静坐，闭目养神30 分钟。

44^招 黄色食物健脾和胃

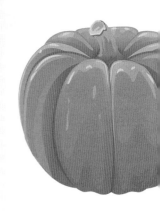

"中央黄色，入通于脾，开窍于口，藏精于脾"。中医讲五色入五脏，五味入五脏，黄色及甘味食物补脾胃。脾在五行属土，与黄色相应，适当吃些黄色的食物对脾胃有好处，可增强脾胃运化的功能。黄色食物多属甘味，脾胃多食甘则健，如南瓜、小米、黄豆、玉米等黄色甘味食物，适当食用可以起到养脾胃的作用。

黄色食物可以提供丰富的 B 族维生素、胡萝卜素。维生素对营养的消化、吸收以及人体的新陈代谢能起到辅助和促进作用，同时具有抗氧化、延缓衰老的功效。

45^招 甘味食物健脾养胃

中医认为，甘味与脾相应，属土，对人体补养作用最强。甘味入脾，脾的作用主要是运化水谷精微。甘味食物具有缓急、润燥的作用，能够帮助脾运化。

现代人常饮食不规律、作息紊乱，导致脾胃多有虚弱的表现。便秘、胃胀、胃痛等问题时常困扰着人们。

脾胃宜慢养，多食用性质温和的食物可以预防胃炎、胃溃疡等疾病。如南瓜性温、味甘，可起到补中益气、强健脾胃的作用。南瓜与小米搭配煮粥是调理脾胃的常见做法。此外一些白色食物对脾胃也有很好的食疗功效，如山药、薏米。薏米炒制后泡茶饮用可健脾渗湿，具有利水消肿、健脾祛湿、清热排脓的功效。山药性质缓和，不寒不燥，补气而不滞，养阴而不腻，补养脾胃的功效显著，可用于脾胃虚弱、体倦者。

046 招 膳食纤维：促进胃肠蠕动

膳食纤维作为人体必需的营养素之一，它既不能被胃肠道消化吸收，也不会产生能量，而且比普通细粮更容易在食用后产生饱腹感，因此有利于减肥和调节脂代谢。

富含膳食纤维的食物：蔬菜、水果、全谷类、豆类，坚果种子和果皮中也含有丰富的膳食纤维素。

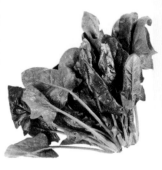

膳食纤维可以促进胃肠蠕动，并且有很强的吸水能力，能加快肠道中食物残渣转运速度，从而预防便秘。

但是如果膳食纤维摄入过多，可能增加胃肠负担，影响其他营养素的吸收，长此以往，会造成营养不良，因此食物均衡搭配很重要。老年人不宜一次进食过多的蔬菜、粗粮等。

047 招 维生素：使胃更强健

维生素 C 可以清除自由基，有助于抗氧化，增强胃的抗病能力。成年人每日摄取 100 毫克维生素，有助于防病促健康。摄入 100 毫克维生素 C，相当于一天吃 1 个橙子、1 个猕猴桃或 500 克绿叶蔬菜的量。

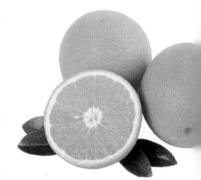

B 族维生素可以促进消化液的分泌、修复胃黏膜，缓解胃炎和胃溃疡的症状。

慢性胃炎等慢性消化道疾病患者体内容易缺乏维生素 A，可以通过适当吃动物肝脏，以及富含胡萝卜素的胡萝卜、苋菜、芥蓝等来补充。

48招 硒：胃肠道保护天使

硒是人体内重要的微量元素之一，它是一种天然抗氧化剂。人体内硒水平的降低，会造成免疫功能缺失及抗氧化能力下降，引起肠胃黏膜屏障不稳定，肠胃黏膜缺血性损伤。而氧自由基增多，也会导致胃炎、胃溃疡等消化系统病变。

补硒能提高人体含硒酶活性，增强机体抗氧化功能，有效抑制活性氧生成，清除人体代谢过程中产生的垃圾、自由基，阻止胃黏膜坏死，促进黏膜的修复和溃疡的愈合。

49招 水：促进有毒物质的排出

人们常因伏案工作或长期在外忙而忘记喝水，很容易出现口臭、便秘等症状。

常喝水，助排毒

成年人每天应摄入 1500~1700 毫升的水，仅通过进食水果、汤、粥等食物获取的水分远远不够，还需要我们通过喝水来补足水分。以饮料、牛奶完全代替饮用水也是不可取的方法，过多的饮料、牛奶会加重胃和肾脏负担。

缓解胃酸过多

适量饮水还可以缓解胃酸过多引发的胃部不适。而胃动力不足、有消化问题的人应避免在餐前喝水。

喝温水，提胃气

中医讲"胃喜温恶寒"，胃属于足阳明胃经，是一条阳经，早餐喝杯温水，再进食温热的食物，有利于提振胃气、补充阳气。

050^招 小米：易消化吸收

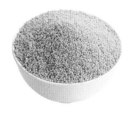

养胃吃法

煮粥 **面食** **蒸制**

主要营养素

碳水化合物、B 族维生素、维生素 E、钙、磷、钾等。

养胃功效

《本草纲目》说小米"治反胃热痢，煮粥食，益丹田，补虚损，开胃肠"。小米是传统的养胃佳品，因其非常容易被人体消化吸收，又被称为"保健米"。

小米具有健脾和中、益肾气、清虚热、利小便、治烦渴的功效，是缓解脾胃虚弱、体虚、精血受损、产后虚损、食欲不振的营养佳品。

晚饭吃一碗小米粥，既有养胃功效，又有助眠作用，还能够缓解压力，让身体和胃都能"睡个好觉"。

养胃小偏方

小米丸：取小米 100 克，研成细粉，用水和为丸，制成核桃大小。每次取 1~2 个小米丸，用水煮熟，加盐调味。空腹连汤服下，可助消化，清热解毒，适合消化不良、反胃呕逆者食用。

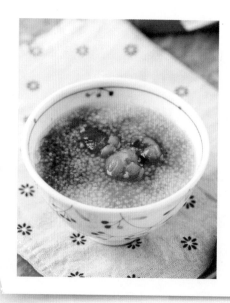

桂圆小米粥

原料：

小米 50 克，桂圆 20 克，红糖适量。

做法：

1. 小米用清水洗净；桂圆去壳取肉。

2. 小米和桂圆一同放入锅中，注入清水熬煮成粥。

3. 出锅前加入适量红糖调味即可。

51招 大米：B族维生素丰富

养胃功效

中医认为，大米味甘、性平，归脾经、胃经及肺经，具有健脾益气、和胃除烦、止泻止痢的功效，可以用来缓解脾胃气虚、食少纳呆、倦怠乏力、心烦口渴、泻下痢疾等病症。

大米中含有丰富的碳水化合物，并且含支链淀粉较多，易溶于水，可被淀粉酶完全水解，转化为麦芽糖，容易被人体消化吸收。

大米中还含有蛋白质、脂肪、膳食纤维等，为人体提供了必需的能量及营养物质。

养胃吃法

煮粥 面食 蒸制

主要营养素

碳水化合物、B族维生素、膳食纤维等。

养胃小偏方

米油：选新鲜的好米，稍微清洗一下，不要用力搓，锅中加足量水，水开后将大米倒入，大火煮开后，转小火慢熬30分钟。煮好后放置稍凉就会有黏稠的米油。具有补肾健脾、通淋的功效。

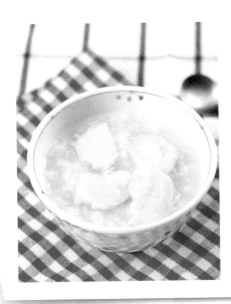

芋头粥

原料：

芋头、大米各50克，白糖适量。

做法：

1. 将芋头处理干净，去皮，切成小块；大米清洗干净。

2. 锅中加水，将芋头块、大米一同放入煮成粥。

3. 出锅前加适量白糖调味即可。

052^招 薏米：健脾祛湿

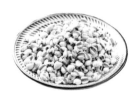

养胃功效

《本草纲目》中有记载，薏米能"健脾益胃，补肺清热，祛风胜湿"。

薏米既是一种中药，也是一种常见的食物。其性味甘淡微寒，有利水消肿、健脾祛湿、舒筋除痹、清热排脓等功效。

薏米中富含多种维生素和矿物质及膳食纤维，可以有效促进胃肠蠕动，减少胃肠道负担。对消化不良等症状有较好的调理效果。

养胃吃法

煮粥 炒制 蒸制

主要营养素

碳水化合物、蛋白质、维生素、钙、镁、铁、钾等。

养胃小偏方

炒薏米： 取 200 克薏米用清水洗净，沥干水分。倒入锅中，用小火慢炒至焦黄、脆又不煳的状态。冷却后放入密封罐子里，早晚取适量炒薏米冲泡饮用即可。

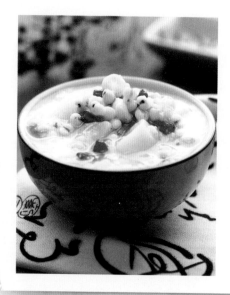

薏米山药粥

原料：

薏米 30 克，山药丁 50 克，大米 20 克，枸杞子适量。

做法：

1. 将薏米、山药丁、大米、枸杞子洗净后加入适量清水，大火煮沸。
2. 改用小火熬煮成粥即可食用。

53^招 山药：保护胃黏膜

养胃功效

中医认为，山药味甘、性平，入肺、脾、肾经，不燥不腻，具有健脾补肺、益胃补肾、固肾益精、聪耳明目、助五脏、强筋骨等功效。

山药中所含的淀粉酶能加快碳水化合物的代谢，刺激胃肠蠕动，加快胃排空，非常适合脾胃虚弱、消化不良者食用。

山药黏液中含丰富的甘露聚糖，这是一种能溶解于水的膳食纤维，吸水后膨胀 80~100 倍，容易产生饱腹感，有助于减肥。

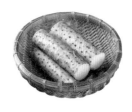

养胃吃法

煮粥 炒制 清蒸

主要营养素

黏蛋白、淀粉酶、碳水化合物、维生素 C 等。

养胃小偏方

山药银耳羹：山药 250 克，干银耳 1 小朵，莲子、桂圆肉、冰糖各 20 克。先将山药去皮切丁，银耳、莲子泡发，莲子加水煮软后放入山药丁、银耳、冰糖继续煮 3 分钟，放入桂圆肉稍煮即可。此方可生津。

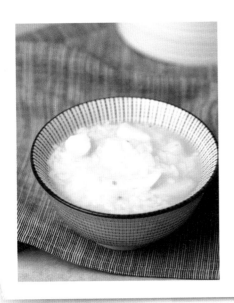

山药粥

原料：

大米 50 克，山药 30 克。

做法：

1. 大米洗净，用清水浸泡 30 分钟；山药洗净，削皮后切片。

2. 锅内加入清水，将山药片放入锅中，加入大米，同煮成粥。

054^招 玉米:健脾渗湿,调中开胃

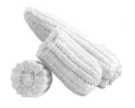

养胃吃法

煮粥 面食 蒸制

主要营养素

膳食纤维、胡萝卜素、B 族维
生素、卵磷脂、维生素 E 等。

养胃功效

中医认为,玉米性平、味甘,有利尿消肿、
开胃健脾、平肝利胆的功效,具有滋养脾胃、促
进消化的作用。

玉米中含有丰富的不饱和脂肪酸,亚油酸的
含量高达 60% 以上,可降低血液胆固醇浓度。

玉米含有丰富的蛋白质,多种维生素、微量
元素等,能够提高机体免疫力,还含有大量的膳
食纤维,能够促进消化、排便,改善胃肠健康。

**养胃
小偏方**

玉米须水:玉米须味甘性平,有利尿消肿、利湿退黄的功效,可辅治
水肿、小便不利、淋症、黄疸等。生活中因饮食不当导致的消化不良
或腹泻,用玉米须煮水喝,可使症状有所缓解。

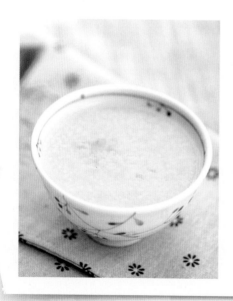

玉米青豆粥

原料:

玉米粒 30 克,青豆 25 克,小米 50 克。

做法:

1. 新鲜玉米粒洗净;青豆、小米分别
淘洗干净。

2. 将所有食材放入电饭煲中,加入适
量清水,选择煮粥模式煮熟即可。

55^招 板栗：厚补胃肠

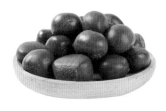

养胃功效

中医认为，板栗性温、味甘，能厚补胃肠、补肾气，有养胃、健脾、补肾、强筋、活血、消肿等功效。可以改善肾虚所致的腰膝酸软、小便多和脾胃虚寒引起的慢性腹泻等症状。

板栗是碳水化合物含量较高的坚果，能供给人体较多的热能，具有益气健脾、厚补胃肠的作用。

板栗含有丰富的 B 族维生素，常吃板栗对日久难愈的小儿口舌生疮和成人口腔溃疡有益。

养胃吃法

煮粥　生吃　蒸制

主要营养素

碳水化合物、蛋白质、脂肪、B 族维生素、钙、磷、铁等。

养胃小偏方

红糖板栗： 用干板栗 30 克加水煮熟，放红糖适量，每晚睡前服 1 次。对病后体虚、四肢酸软无力有效。

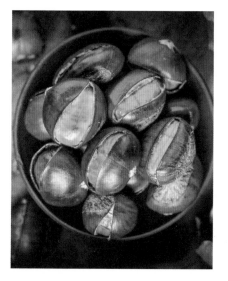

糖炒板栗

原料：

板栗 400 克，白糖、食用油、蜂蜜各适量。

做法：

1. 板栗清洗干净，用刀逐个划开一道大约深 5 毫米的口子（必须切开，否则会爆）。放进微波炉，高火加热 3 分钟。

2. 取出，加入食用油、白糖、蜂蜜，与板栗均匀混合。

3. 放入微波炉高火加热 2 分钟即可。

056^招 南瓜：促进胃溃疡愈合

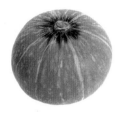

056^招

养胃吃法

煮粥 **面食** **蒸制**

主要营养素

碳水化合物、维生素 C、胡萝卜素、钴、锌等。

养胃功效

《本草纲目》中记载，南瓜性温、味甘，入脾、胃经，有补中益气、润肺化痰、消炎止痛、解毒驱虫的作用。

南瓜中含有的胡萝卜素具有护眼、护心的作用，同时有抗癌功效。

南瓜还含有丰富的果胶，可以保护胃黏膜，促进溃疡面的愈合。南瓜所含有的营养成分可以促进胆汁分泌，能够加强胃肠蠕动，有助于改善便秘、浮肿等症状。

养胃小偏方

南瓜虾皮紫菜汤：虾皮、南瓜块同煮 30 分钟后，放入少许紫菜以及搅散的鸡蛋液，煮开加入作料即可。咸甜可口，有养胃、补肾强体的食疗作用。

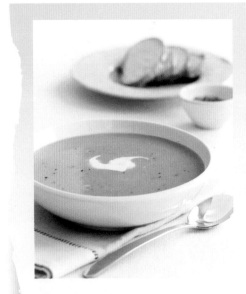

牛奶南瓜羹

原料：

南瓜 200 克，牛奶 70 毫升。

做法：

1. 南瓜洗净，切块，放入蒸锅蒸熟，去皮。

2. 将蒸熟的南瓜和牛奶放入料理机中，打成糊状即可。

57 ^招 土豆：和胃益气

养胃功效

中医认为，土豆性平、味甘、无毒，能健脾和胃、益气调中、缓急止痛、通利大便，常吃可改善脾胃虚弱、消化不良、胃肠不和、大便不畅的症状。

土豆中富含膳食纤维，在肠道内可以供给肠道微生物营养，促进肠道健康，非常适合胃肠功能不好的人食用。

土豆还可以促进肠道蠕动，保持肠道水分，有预防便秘和预防癌症等作用。

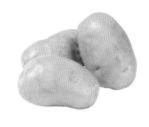

养胃吃法

炖汤 **凉拌** 炒制

主要营养素

碳水化合物、膳食纤维、多种维生素、蛋白质、钾等。

养胃小偏方

土豆汁：新鲜的土豆洗净，去皮擦碎，滤渣取汁，每天早、晚空腹饮用 1 小汤匙，有助于调理胃溃疡、十二指肠溃疡。

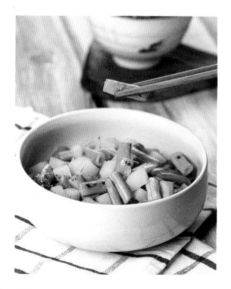

土豆炖扁豆

原料：

土豆、扁豆各 100 克，食用油、盐各适量。

做法：

1. 土豆洗净、去皮、切成块；扁豆洗净、切段。

2. 锅中倒油烧热后，放入土豆块、扁豆段一起翻炒。

3. 加适量水，将土豆块、扁豆段炖熟，出锅前加盐调味即可。

058招 白菜：百菜不如白菜

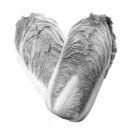

养胃功效

中医认为，白菜性微寒、味甘，入胃、肝、肾、膀胱经，具有养胃生津、除烦解渴、利尿通便、清热解毒、止咳解酒等功效。

白菜含有丰富的维生素和较多的水分，经常吃白菜可预防维生素 C 缺乏症，还能帮助身体解毒、护肤养颜。

白菜含有丰富的膳食纤维，经常食用能促进胃肠蠕动，帮助消化，有效改善便秘。

养胃吃法

炖汤 **凉拌** 炒制

主要营养素

胡萝卜素、钙、维生素 C、膳食纤维、钾等。

乌梅白菜汤：乌梅 5 个，白菜帮 7 片，一同放入锅中，煮水饮用，可以起到利水消肿、改善咽喉肿痛等症状。

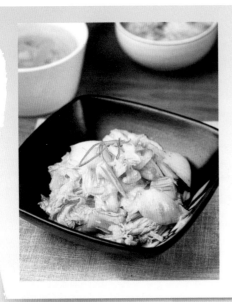

醋熘白菜

原料：

大白菜 200 克，食用油、盐、醋、酱油、葱丝、蒜末、姜末各适量。

做法：

1. 大白菜洗净，切片。

2. 油锅烧热，放入葱丝、姜末、蒜末爆香。

3. 放入切好的大白菜，翻炒至大白菜变软。

4. 淋上适量酱油、盐和醋，翻炒均匀即可出锅。

59^招 甘蓝：天然防癌食物

养胃功效

中医认为，甘蓝性平、味甘，入脾、胃经，有健脾养胃、行气止痛之功，可以有效改善脾胃不和、腹胀、胃疼等症。《本草纲目拾遗》中记载，甘蓝"补骨髓，利五脏六腑，利关节，通经络中结气"。

甘蓝含有的维生素 C 比番茄多，含有的维生素 U 可以促进溃疡愈合，对胃十二指肠溃疡等引起的疼痛有缓解作用。

现代营养学表明，甘蓝是一种天然的防癌食物，对患有慢性消化系统疾病的患者尤为适宜。

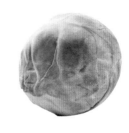

养胃吃法

炖汤 **炒制** **凉拌**

主要营养素

维生素 C、维生素 K，膳食纤维、胡萝卜素、叶酸等。

养胃小偏方

甘蓝饴糖汤：将甘蓝洗净，切碎后榨汁，滤渣取汁，煮至沸腾，加入饴糖调味。每日饮用 2 次，连续 10~15 天，对胃溃疡引起的疼痛有缓解作用。

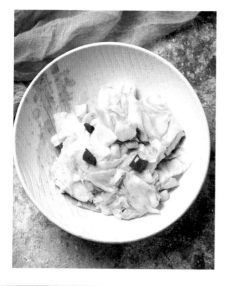

凉拌甘蓝

原料：

甘蓝 200 克，干辣椒、蒜片、盐、食用油、酱油各适量。

做法：

1. 甘蓝用手撕成小块，洗净，放入沸水中焯熟，装盘备用。

2. 热锅起油，放入干辣椒、蒜片爆香，淋在甘蓝上。

3. 加少许盐、酱油，拌匀即可。

060^招 芦笋：护心养胃

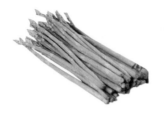

养胃吃法

炖汤 **凉拌** **炒制**

主要营养素

B 族维生素、维生素 C、膳
食纤维、硒等。

养胃功效

芦笋含有膳食纤维，可以促进肠道蠕动；芦笋
还有养胃、利尿消肿、抗氧化的作用。

芦笋中含有丰富的 B 族维生素、维生素 C
和多种微量元素，经常食用有助于提高人体免疫
力，促进消化。

**养胃
小偏方**

凉拌芦笋：芦笋中的叶酸和维生素 C 很容易被高温破坏，最好用凉拌
和大火快炒的方法，可最大限度地保存营养。

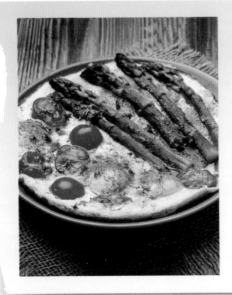

芦笋番茄鸡蛋饼

原料：

芦笋 100 克，小番茄 80 克，鸡蛋 1 个，
盐适量。

做法：

1. 鸡蛋打散，加盐拌匀；芦笋洗净切
   段；小番茄洗净切块。

2. 蔬菜装盘后，沿盘边缓缓倒入蛋液。

3. 将盘子放入微波炉，加热至蛋液凝
   固熟透即可。

61招 白萝卜：“小人参”

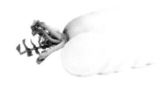

养胃功效

《本草纲目》中提到，白萝卜能“大下气、消谷和中、去邪热气”。常吃白萝卜可以补气、顺气，利尿消肿。

白萝卜根部含有淀粉酶，能分解食物中的淀粉，促进消化，抑制胃酸过多。所含膳食纤维可帮助胃肠蠕动，消脂促便。

白萝卜生吃可促进消化，还有消炎作用，其辛辣成分可以促进胃液分泌，调理胃肠功能。

养胃吃法

煮粥　面食　蒸制

主要营养素

膳食纤维、钙、磷、维生素C等。

养胃小偏方

蜂蜜萝卜汁： 将白萝卜洗净，放入碗中捣碎，用纱布滤出萝卜汁。在萝卜汁里加入热水、蜂蜜后饮用。可以缓解食积腹胀、消化不良、胃纳欠佳。

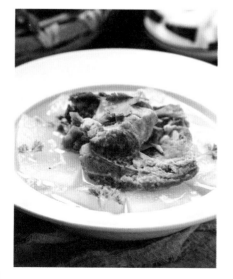

白萝卜骨头汤

原料：

白萝卜100克，排骨200克，姜片、香菜碎、盐各适量。

做法：

1. 排骨洗净焯熟；白萝卜削皮切块。

2. 将排骨、白萝卜块、姜片一起放进锅里，加适量清水，大火煮沸，转小火煲1小时。

3. 出锅前加盐调味，撒上香菜碎即可。

062 招 莲藕：健脾止泻

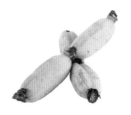

养胃功效

中医认为，生莲藕甘寒，熟莲藕甘温。常食以莲藕制成的菜肴具有开胃健脾、益气养心、生津止渴、消食等功效。

莲藕中的黏液蛋白和膳食纤维可与人体内胆盐酸结合，抑制胆固醇吸收，降低体内胆固醇含量，同时可促进胃肠蠕动，润肠通便，预防便秘。

莲藕含有鞣质，有健脾止泻作用，能增进食欲，促进消化，开胃健中，有益于胃纳不佳、食欲不振者恢复健康。

养胃吃法

炖汤　凉拌　炒制

主要营养素

蛋白质、碳水化合物、维生素 C、维生素 K 等。

养胃小偏方

藕粉糊：藕粉放入碗内，先倒入少量凉白开搅拌均匀，再加入沸水拌匀，即变成半透明糊状，还可撒入熟芝麻、坚果等。

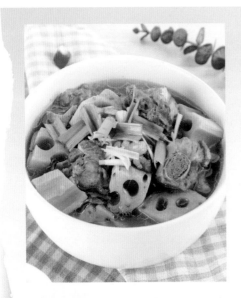

莲藕排骨汤

原料：

排骨 300 克，莲藕 100 克，葱段、姜丝、盐各适量。

做法：

1. 排骨洗净，切块，焯烫 2 分钟去血沫并捞出。锅中倒入清水，将排骨和葱段、姜丝放入一起炖煮 30 分钟。

2. 排骨煮熟以后，将洗净切块的莲藕放入，转小火炖 1 小时，加盐即可。

63招 菠菜：养血利胃

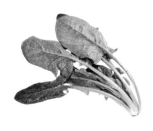

养胃功效

中医认为，菠菜性凉、味甘，具有养血止血、下气润燥的功效。特别适合老年人和久病体虚便秘者食用。

菠菜是高钾低钠食物，对预防高血压非常有益。菠菜中含有多种矿物质和丰富的膳食纤维，可以促进消化并有减肥的作用。菠菜因为含有草酸，最好焯煮后烹调。

菠菜还含有丰富的胡萝卜素和维生素C，具有一定的补血作用。

养胃吃法

炖汤 **凉拌** 炒制

主要营养素

膳食纤维、多种维生素、钙、磷、铁等。

养胃小偏方

拌菠菜：鲜菠菜 250 克，用沸水煮 1 分钟捞出，用香油拌食。习惯性便秘者可以吃一些拌菠菜。

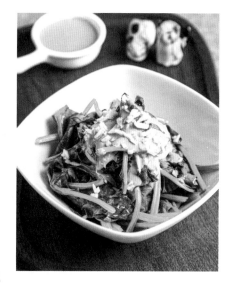

麻酱菠菜

原料：

菠菜 200 克，麻酱、蒜末、盐、香油、醋各适量。

做法：

1. 菠菜洗净切段，焯烫后凉凉，挤干水分。

2. 麻酱加水、蒜末、盐、香油、醋搅匀调汁。

3. 将调好的麻酱汁淋在菠菜段上即可。

064^招 白扁豆："长寿豆"

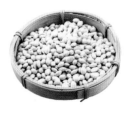

养胃吃法

炖汤 **凉拌** 炒制

主要营养素

膳食纤维、蛋白质、胡萝卜素、钙、铁等。

养胃功效

中医认为，白扁豆味甘、性微温、无毒，入脾、胃二经，常食能健脾和胃、消暑化湿。对脾胃虚弱、小儿疳积等病症有较好的食疗功效。

白扁豆不仅是一种农作物，可晒干、炒后食用，夏暑时可做清凉饮料，还具有药用价值，是一种药食两用的佳品。

白扁豆中的矿物质与维生素含量较高，有补脾胃、利尿消肿、清肝明目等功效。

养胃小偏方一

扁豆散：取干的白扁豆仁，洗净晾干，用小火慢炒至微黄、略带焦斑，取出凉凉。捣碎冲水服，可以缓解因脾虚导致的腹泻及女性白带增多。

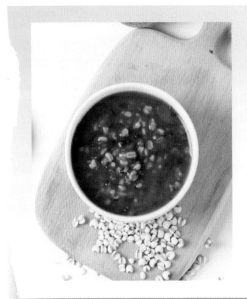

八宝粥

原料：

燕麦、白扁豆、干玉米粒、莲子、糯米、糙米、大米各 15 克，冰糖适量。

做法：

1. 将备好的食材洗净浸泡 30 分钟，白扁豆对半切开备用。

2. 将食材放入锅中，加适量水，小火熬煮至软烂，加适量冰糖调味即可。

65^招 平菇：调理慢性胃炎

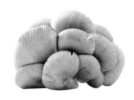

养胃功效

平菇含有丰富的膳食纤维，平时多吃一些可以提高消化功能、调理胃肠、促便利水。

平菇含有的多种维生素及矿物质，可以改善人体新陈代谢，有增强体质、调节植物神经功能等作用。

平菇对于肝炎、慢性胃炎、胃十二指肠溃疡、软骨病、高血压等都有食疗效果，对女性更年期综合征也能起到一定的调理作用。

养胃吃法

煮粥 炒制 蒸制

主要营养素

蛋白质、维生素 C、钾、钙、锌等。

养胃小偏方

平菇炒鸡蛋：鸡蛋与平菇同炒，常食，可养胃健胃、提高免疫力，有降血脂、防癌抗癌的功效。

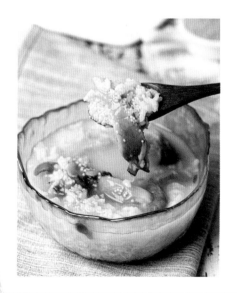

平菇二米粥

原料：

大米、小米各 40 克，平菇 30 克，高汤、盐各适量。

做法：

1. 平菇洗净，切片。

2. 锅中放入适量清水，放入大米、小米，用大火煮沸后，转小火熬煮至粥稠。

3. 加入平菇片拌匀，倒入高汤煮熟，加盐调味即可。

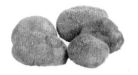

066^招 猴头菇：调理胃溃疡

养胃功效

猴头菇性平、味甘，有助消化、利五脏、滋补强体的功效。适用于消化不良、胃溃疡、十二指肠溃疡、慢性胃炎、胃痛、胃胀及神经衰弱等症状。

猴头菇是一种营养价值很高的菌类食物，可以促进大脑神经细胞的再生，有保护大脑的功效，是益寿抗衰的保健食物。

猴头菇还可以增进食欲，增强胃黏膜屏障功能，可以辅助治疗消化系统疾病。

养胃吃法

炖汤 炒制 蒸制

主要营养素

蛋白质、碳水化合物、钙、烟酸等。

养胃小偏方

猴头菇粉： 干猴头菇磨粉，放入瓶中。每次煮粥，粥将熟时放入 2 匙，可养胃和中、保护胃黏膜。

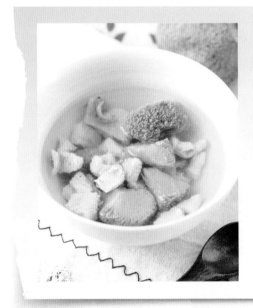

鸡肉猴头菇汤

原料：

鸡肉 100 克，猴头菇 50 克，香油、盐、姜片各适量。

做法：

1. 鸡肉剁成块，焯烫后沥干。

2. 猴头菇用淘米水浸泡回软，切块。

3. 锅中放入鸡块、猴头菇块、姜片，大火烧开转小火炖约 1 小时，加盐、香油调味即可。

067 ^招 杏鲍菇：开胃润肠

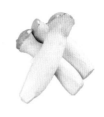

养胃功效

中医认为，杏鲍菇具有健脾润肠、养心润肺之功效，常食能有效提高人体免疫力，增强身体抵抗力，是体弱人群和亚健康人群的理想营养品。

常食杏鲍菇，可有效改善胃溃疡和消化不良的症状。同时，杏鲍菇味道鲜美，有助于开胃，可缓解食欲不振。

杏鲍菇中丰富的膳食纤维可以促进胃肠蠕动，能帮助便秘患者润肠通便，排出体内毒素，有改善肤色暗沉的功效。

养胃吃法

煮汤　炒制　蒸制

主要营养素

蛋白质、钙、镁、铜、锌等。

养胃小偏方

杏鲍菇小米粥：杏鲍菇 100 克，小米 50 克，香油、盐各适量。杏鲍菇洗净，切小片，用香油煎炒至软，与小米同放入锅中煮粥，调少许盐食用，可润肠养胃。

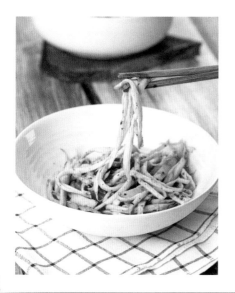

手撕杏鲍菇

原料：

杏鲍菇 200 克，食用油、盐、熟芝麻、蒜末各适量。

做法：

1. 将杏鲍菇洗净，撕成条状。

2. 锅中倒油烧热，放入蒜末爆香。

3. 倒入杏鲍菇，翻炒至出水分，加适量盐继续翻炒至水分炒干。

4. 撒少许熟芝麻，翻炒均匀即可。

068^招 鸭血：促进毒素排出

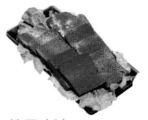

养胃吃法

炖汤　凉拌　炒制

主要营养素

蛋白质、铁、锌等。

养胃功效

《本草便读》记载，鸭血专攻解毒，但须热饮方解。鸭血微凉、味咸，有补血、解毒的功效。

鸭血中含有丰富的蛋白质、铁、锌等，有补血和清热的功效。

鸭血能润肠通便，很适合有大便干结症状的人食用。鸭血清热、解毒、补血，适合胃积实热者食用。

养胃小偏方

鸭血炒韭菜： 鸭血与韭菜同炒，放入姜丝、盐、蒜片调味，可补血养气、润肠通便、暖胃。

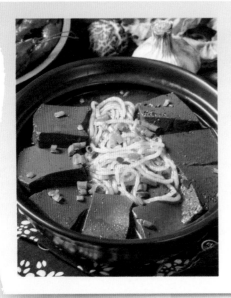

鸭血粉丝汤

原料：

鸭血100克，干粉丝50克，姜片、葱末、食用油、盐各适量。

做法：

1. 粉丝泡发；鸭血洗净，切片。

2. 热锅起油，放入姜片爆香，注入适量开水。

3. 放入鸭血片、粉丝煮10分钟，出锅前撒葱末，放适量盐即可。

69^招 鸡肉：滋补养胃

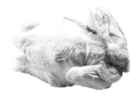

养胃功效

中医认为，鸡肉性温、味甘，归脾、胃经，有温中补气、补虚填精、益五脏、健脾胃的功效。

鸡肉的营养价值较高，富含蛋白质、磷、烟酸等，容易被人体吸收和利用，是增强体力、强壮身体的佳品。适量食用有助于保护胃肠黏膜。

养胃吃法

煮汤 炒制 蒸制

主要营养素

蛋白质、烟酸、磷、钾等。

养胃小偏方

鸡内金粉：鸡内金，即鸡的砂囊内壁，也就是鸡胗里面那层黄色的膜。将鸡内金研成粉，热水冲服。早、晚饭前各1次，服用7天，可辅治消化不良、积食。

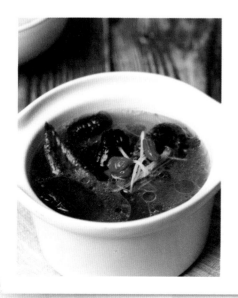

乌鸡枸杞汤

原料：

乌鸡块200克，枸杞子、姜丝、盐各适量。

做法：

1. 乌鸡块用沸水焯烫去血水。

2. 炖锅中放入乌鸡块、姜丝，大火烧开1小时后转小火。

3. 放入枸杞子，小火炖至乌鸡块软烂，加入盐调味即可。

070^招 羊肉：益气温胃

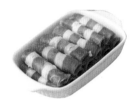

养胃功效

羊肉味甘、性温，归脾、胃、肾、心经，有温中健脾、益气养血等功效。可以有效缓解脾胃虚寒、食少泛酸、腹泻、气血两亏等症状。

羊肉中蛋白质含量较多，B族维生素及铁、锌、硒等微量元素丰富，同时羊肉肉质细嫩，容易消化吸收，适量食用可以有效提高免疫力。

羊肉还能增加消化酶的分泌，保护胃黏膜。寒冬常吃羊肉可益气补虚，促进血液循环，增强御寒能力。

养胃吃法

炖汤 炒制 蒸制

主要营养素

蛋白质、烟酸、硒、磷、铁、锌等。

养胃小偏方

砂仁羊肉汤：取砂仁15克，白胡椒、羊肉及生姜适量，洗净后放入锅中同煮。待羊肉熟后关火起锅，加适量调味品即可食用。适合脾胃虚寒者食用，每周食用次数不超过3次即可。

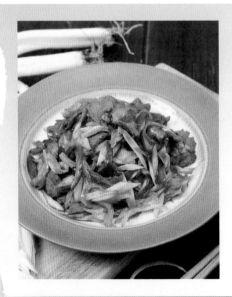

葱爆羊肉

原料：

羊肉200克，葱白100克，洋葱50克，食物油、老抽、料酒各适量。

做法：

1. 将葱白和洋葱洗净，斜切成片。

2. 羊肉洗净切片，放入食用油、老抽、料酒，腌制15分钟。

3. 油锅烧热，将羊肉片炒至变色。

4. 加葱片、洋葱片一同翻炒，炒熟即可。

071招 草鱼:利水消肿,滋补暖胃

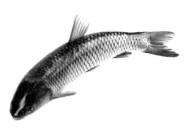

养胃功效

草鱼味甘、性温、无毒,归肝、胃经,具有暖胃和中、平降肝阳、祛风、益肠之功效,可调理虚劳、头痛、肝阳上亢、高血压等。

草鱼含有丰富的蛋白质、锌,有增强体质、促进食欲的作用。草鱼含有的钾等,可以帮助消除水肿。

对身体瘦弱、食欲不振的人来说,草鱼肉嫩而不腻,可以开胃、滋补。

养胃吃法

炖汤 红烧 蒸制

主要营养素

蛋白质、钙、锌、钾、不饱和脂肪酸等。

养胃小偏方

豆腐鱼汤:草鱼治净后稍煎,加水,与豆腐炖汤,调味后食用,可养胃健脾、暖胃平肝。

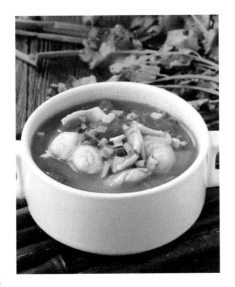

番茄鱼片

原料:

番茄 1 个,草鱼 200 克,葱花、姜片、盐、食用油各适量。

做法:

1. 草鱼切片,用葱花、姜片腌制 10 分钟;番茄切片。

2. 油锅烧热,放入葱花、姜片爆香,倒入番茄片炒至软烂,加清水煮开。

3. 下入鱼片煮至变色,加盐调味即可。

072 招

鲤鱼：补脾利胃，利水消肿

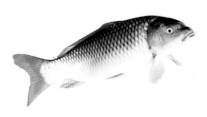

养胃吃法

炖汤　红烧　蒸制

主要营养素

蛋白质、脂肪、磷、碘、烟酸、锌、硒等。

养胃功效

中医认为，鲤鱼味甘、性平，归脾、肾、肺经，有健脾开胃、利水消肿、止咳平喘、安胎通乳、清热解毒等功效。对胃痛、腹泻、脾湿等有食疗功效。

鲤鱼的蛋白质含量较高，而且易于人体吸收，非常适合补虚。

鲤鱼的钾含量较高，经常食用可以缓解腹胀和水肿，很适合孕期、哺乳期女性食用。

养胃小偏方

赤小豆鱼汤：《本草纲目》中有关于鲤鱼入药膳的记载：鲤鱼煎至两面金黄，加 100 克赤小豆炖煮、饮汤，可治腹泻。

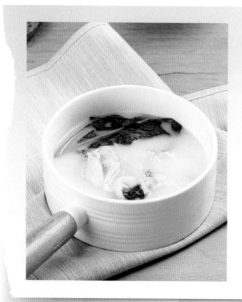

菠菜鱼片汤

原料：

菠菜 100 克，鲤鱼 250 克，葱段、姜丝、料酒、盐、食用油各适量。

做法：

1. 菠菜洗净，沸水焯烫后捞出；鲤鱼洗净切片，加盐、料酒腌一下。

2. 油锅烧热，放葱段、姜丝炒香，放鱼片略煎，加水煮沸。

3. 小火焖 20 分钟后放入菠菜，略煮即可。

73^招 鲈鱼：补气养胃，化湿利水

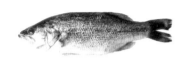

养胃功效

《本草经疏》记载："鲈鱼，味甘淡气平与脾胃相宜。"鲈鱼对肝肾有很好的补益作用，同时可以健脾养胃。孕妇食用有助于安胎。

鲈鱼含有丰富的不饱和脂肪酸，可以预防和缓解高血压、冠心病、动脉硬化等。老年人适当吃一些鲈鱼可以起到延年益寿的作用。

鲈鱼富含维生素和矿物质，能够补充人体所需的营养素，提高身体免疫力。

养胃吃法

煮汤 红烧 蒸制

主要营养素

蛋白质、维生素 A、B 族维生素、钙、铁、锌、硒等。

养胃小偏方

鲈鱼豆腐汤：鲈鱼洗净，稍煎后加水，放入豆腐、泡发木耳和鲜芦笋煮汤食用，可健脾养胃。

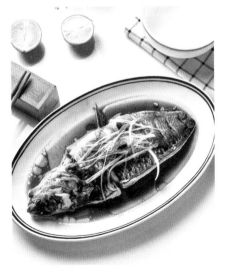

清蒸鲈鱼

原料：

鲈鱼 1 条，料酒、食用油、姜丝、葱丝、蒜末各适量。

做法：

1. 将鲈鱼去内脏，清洗干净，放入盘中，码上姜丝、葱丝，淋少许料酒。

2. 将盘放入蒸锅，大火蒸制 10 分钟。

3. 热锅起油，放入蒜末、葱丝爆香，淋在蒸好的鱼上即可。

074 ^招 鸡蛋：养胃助消化

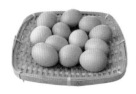

养胃吃法

煮食 炒制 蒸制

主要营养素

蛋白质、卵磷脂、多种维生素、钙、铁、磷等。

养胃功效

中医认为，鸡蛋味甘、性平，有补中益气、养阴健体、润肤等功效。

鸡蛋含有丰富的蛋白质和维生素，而且非常益于人体吸收，鸡蛋中还有钙、磷、铁等矿物质，能够补益身体，还可以提高人体免疫力，促进生长发育。

鸡蛋含有优质蛋白质，能促进胃黏膜细胞的生长，改善胃溃疡等疾病的症状。

养胃小偏方

鸡蛋茶：取1个柴鸡蛋，打入碗中打散。向碗中注入沸水，冲成鸡蛋茶，放至常温，可加入适量香油和冰糖调味，1~2天吃一次，能缓解胃溃疡等症状。

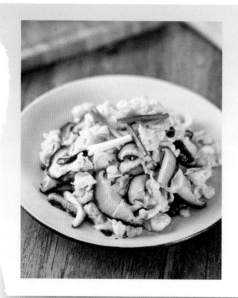

香菇炒鸡蛋

原料：

鲜香菇100克，鸡蛋2个，葱段、盐、食用油各适量。

做法：

1. 香菇洗净切片；鸡蛋打成蛋液。

2. 锅中放入油烧热，倒入鸡蛋液，快速炒成鸡蛋块，盛出。

3. 热锅起油，放入葱段和香菇片煸炒至熟，倒入炒好的鸡蛋拌匀，加盐即可。

75^招 牛奶：富含蛋白质，中和胃酸

养胃功效

适当饮用牛奶有助于补虚益肺、润肠通便。牛奶可以中和部分胃酸，防止胃酸对溃疡面的刺激，有助于缓解胃溃疡，促进胃黏膜修复。

牛奶中的蛋白质为优质蛋白质，其消化率高达 98%。牛奶中的钙、磷等矿物质很容易被消化吸收。

牛奶中所含的维生素 B_2，可以促进皮肤新陈代谢，使皮肤白嫩有光泽。

养胃吃法

煮汤 饮用

主要营养素

蛋白质、烟酸、钾、钙、镁等。

养胃小偏方

姜汁撞奶：取 200 毫升鲜牛奶放入锅里，加入 1 勺白糖，小火煮开，放至 70℃。碗中放 20 毫升鲜姜汁，将牛奶迅速倒入碗中，静置 20 秒，即可凝固成姜撞奶，食之可驱寒暖胃。

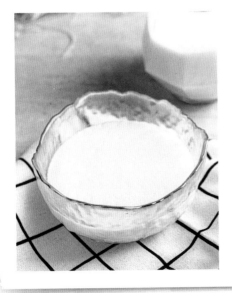

牛奶鸡蛋羹

原料：

鸡蛋 1 个，牛奶 150 毫升，白糖适量。

做法：

1. 鸡蛋打入碗中，加入适量白糖，搅打均匀。

2. 蛋液中注入牛奶，继续搅打均匀。

3. 用细筛网将蛋液过滤去泡沫。

4. 隔水炖 5 分钟即可。

076^招 苹果：排毒美容

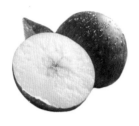

养胃吃法

煮汤　生食　蒸制

主要营养素

碳水化合物、膳食纤维、维生素 C、钙、钾、镁等。

养胃功效

清代《随息居饮食谱》说苹果"润肺悦心，生津开胃"，对于心脾两虚、阴虚火旺或胃肠不和等情况有较好的食疗功效。

苹果所含的多酚及黄酮类天然抗氧化物质，可及时清除体内的毒素。每天吃 1 个苹果，有助于润肠通便，改善便秘。

苹果中所含的果胶属于水溶性膳食纤维，能够改善肠道菌群，起到美容瘦身的作用。

养胃小偏方

煮苹果：苹果切成块煮食喝汤，可止轻微腹泻，非常适合体虚、牙疾或胃肠功能不好的人食用。苹果加热后，其中果胶得以软化，有缓解腹泻的作用。

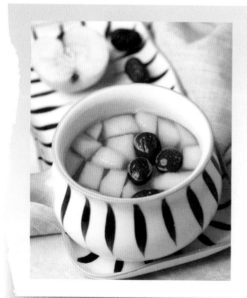

红枣苹果水

原料：

苹果 200 克，红枣适量。

做法：

1. 红枣洗净，用温水泡 10 分钟；苹果洗净，去皮切块。

2. 锅内倒清水，放入红枣，大火煮沸转小火煲 1 小时。

3. 加入苹果块再煮 20 分钟即可。

77^招 山楂：健胃消食

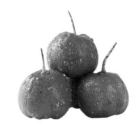

养胃功效

中医认为，山楂味微酸，归脾、胃、肝经，具有健脾开胃、消食化积之效，可以缓解吃过多肉食所引起的腹胀、泛酸等消化不良的症状。

山楂富含有机酸、维生素 C，可以增加胃蛋白酶的活性，有利于增进胃的消化功能。

养胃吃法

煮汤 生食

主要营养素

碳水化合物、膳食纤维、维生素 C、钙等。

养胃小偏方

六物汤：山楂 100 克，茯苓、淮山、陈皮、麦芽各 30 克，鸡内金 15 克，冰糖少许，用清水 1500 毫升浸泡 2~3 小时，中火熬制 3 小时，取渣滤汁，加冰糖再次熬煮至汤汁浓稠。可改善积食、厌食、腹胀等症状。

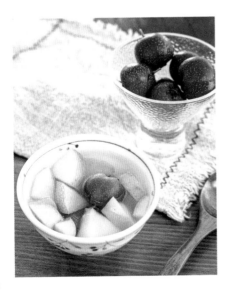

苹果雪梨山楂汤

原料：

苹果、雪梨各 100 克，山楂 2 个，红枣 5 克。

做法：

1. 将苹果、雪梨洗净切块，和洗净的山楂、红枣一起放入锅内，加适量水。

2. 大火煮开后转小火煮 30 分钟即可。

078 招 红枣：甘温暖胃

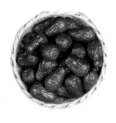

养胃吃法

煮汤 **生食** **蒸制**

主要营养素

碳水化合物、维生素 C、胡萝卜素、膳食纤维等。

养胃功效

《本草纲目》记载枣"为脾之果，脾病宜食之"，红枣味甘、性温，具有补脾和胃、益气生津等作用。经常适量食用可以益气血、开胃促食。

红枣含有丰富的铁，有利于体内红细胞的合成，适量吃红枣有利于补气血，特别适用于体质虚弱、贫血尤其是缺铁性贫血的人群。

红枣可以经常食用，但不可过量，否则容易引起胃酸过多、腹胀、便秘等，积食、便秘、脾胃虚弱的人不宜多食。

养胃小偏方

红枣汤：红枣 5~10 个，加适量水大火煮沸，再转小火慢煲片刻，取汁饮用。有助于改善脾胃虚寒。

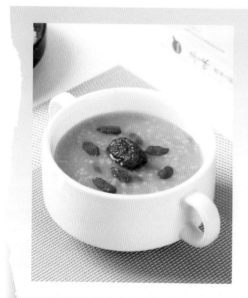

红枣小米粥

原料：

小米 50 克，红枣、枸杞子各 10 克。

做法：

1. 枸杞子洗净；小米淘洗干净；红枣洗净。

2. 锅中倒入适量清水烧开，放入小米、红枣、枸杞子，煮至烂熟成粥即可。

79^招 木瓜：调理胃炎

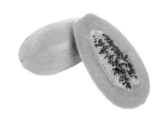

养胃功效

木瓜含有木瓜酶，可以帮助机体更充分地消化蛋白质，有助于健脾胃。

木瓜含有丰富的维生素C、胡萝卜素、钙、钾、膳食纤维等，可以改善便秘、利尿消肿。

木瓜含丰富的水分、碳水化合物等，可以补充身体所需营养物质，提高身体抵抗力。适合慢性萎缩性胃炎、风湿筋骨痛、消化不良、肥胖者食用。

养胃吃法

煮汤　饮用　蒸制

主要营养素

碳水化合物、胡萝卜素、膳食纤维、钾、钙等。

养胃小偏方

木瓜姜汤：木瓜 500 克，与生姜 3 克、醋 500 毫升同炖 20~30 分钟，取出分为 3 剂，每天 1 剂，连服 9~12 天，可健脾化瘀、平肝和胃。

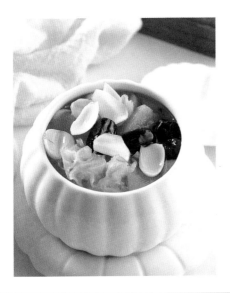

莲子百合炖木瓜

原料：

木瓜块 100 克，鲜百合、银耳、莲子、红枣各适量。

做法：

1. 鲜百合、银耳、莲子、红枣洗净，浸泡 3 小时，放入锅中加水煮开。

2. 将所有食材转入炖盅，加入适量清水，隔水炖煮 1 小时即可。

080招 柚子：助消化

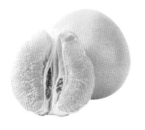

养胃吃法

生食 炒制

主要营养素

胡萝卜素、钾、磷、膳食纤维等。

养胃功效

《本草纲目》中记载，柚子可"消食，解酒毒，去肠胃中恶气"。在我国古代就有以柚子制成茶剂的习惯。

柚子味甘酸、性寒，具有理气化痰、润肺清肠、补血健脾等功效，对食欲不振、消化不良等症状有很好的食疗效果。脾虚导致腹泻的患者不宜吃柚子。

柚子皮也可食用，可以经糖渍制成柚子皮食品，有顺气、解油腻、清火的作用。

养胃小偏方

糖渍柚子皮： 将柚子皮以盐搓洗干净，清除部分白瓤，用清水浸泡，滤去汁液，剩下的柚子皮重新煮开，再次滤去汁液，将煮后的柚子皮切成条，加白糖，入锅大火翻炒，至汁水收干，凉凉装瓶。每次取2匙，温水冲服，代茶饮，可开胃、促消化。

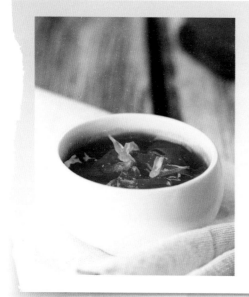

柚子番茄酱

原料：

柚子、番茄各100克。

做法：

1. 柚子去皮，剥出柚子肉，放入碗中用勺子捣散。

2. 番茄洗净，去皮去蒂，切小丁。

3. 锅中放入切好的番茄，小火翻炒至出汁水，放入柚子，翻拌均匀，炒干水分制成膏状即可。

081^招 花生：缓解胃寒疼痛

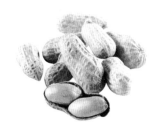

养胃功效

花生性平、味甘，有扶正补虚、悦脾和胃、润肺化痰、调气养血、利水消肿等作用。

花生富含卵磷脂及蛋白质等，经常吃花生可增强记忆力、健脑和抗衰老。花生中锌的含量较高，可以促进儿童大脑发育，适量食用可增强记忆力。

对于胃酸过多的人来说，适量吃些花生可以中和胃酸，从而缓解胃部不适。

养胃吃法

煮汤　生食　炒制

主要营养素

多种维生素、卵磷脂、蛋白质、胆碱、钙等。

养胃小偏方

生花生：每天早上空腹吃 5~10 粒生花生米，能够缓解轻微的胃部不适，如恶心、泛酸，还可以中和过多的胃酸。

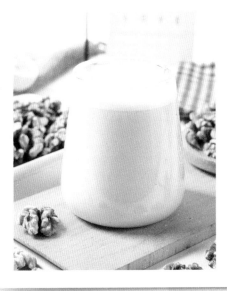

核桃花生饮

原料：

核桃仁 20 克，花生米 50 克。

做法：

1. 核桃仁和花生米洗净，略泡。

2. 把核桃仁和花生米一同放入榨汁机中，加入适量饮用水。

3. 启动榨汁机，榨成汁即可。

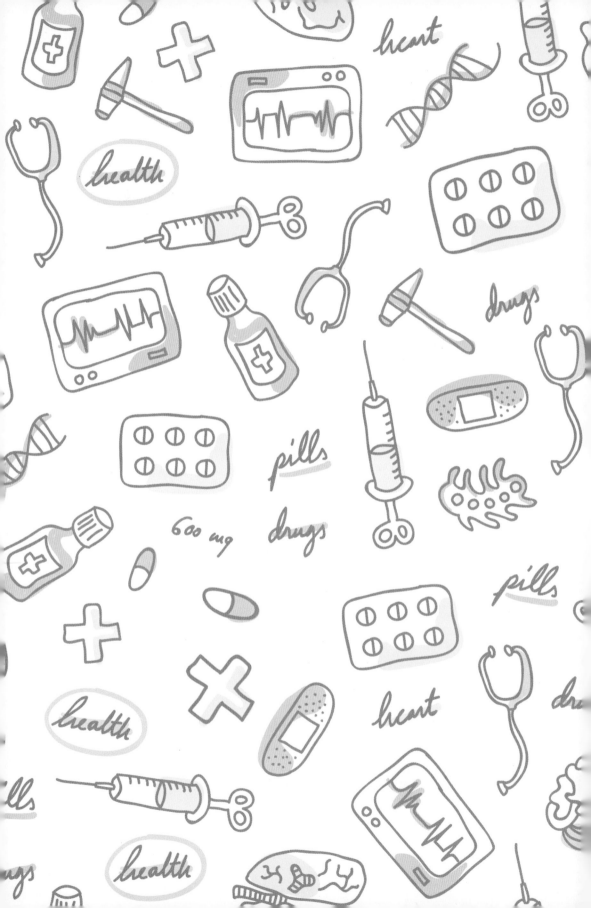

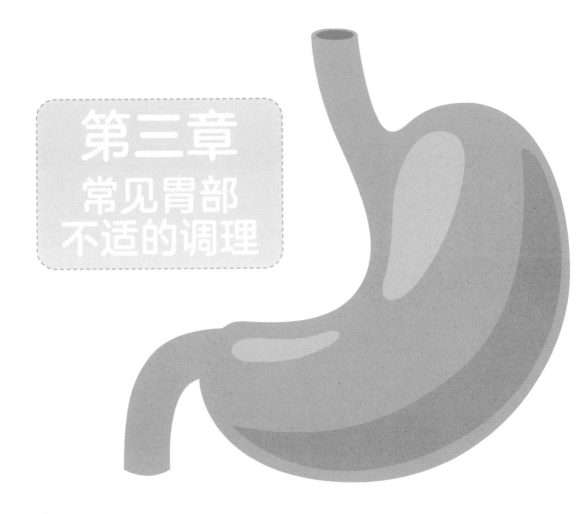

第三章
常见胃部不适的调理

口腔有异味、恶心、干呕、持续性打嗝等问题几乎每个人都经历过，给我们的生活带来不小的困扰。这些问题通常是由胃部不适引起的，轻微的症状可以通过日常调理来缓解，但若症状严重，需引起重视。

O82招 口臭：问题有时不在口腔

口臭常常伴随着便秘、反胃、腹胀、胃溃疡等症状。另外，糖尿病、呼吸系统疾病等也会导致口臭，需要对症诊治，而不是单纯只从口腔找原因。

口臭的原因有两种

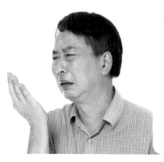

口臭的原因分为口源性和非口源性两种。口源性口臭指口腔中有未治疗的龋齿、残根、不正常解剖结构、牙龈炎、牙周炎及口腔黏膜病等引起的口臭。非口源性口臭，如急慢性胃炎、消化性溃疡出现酸臭味；幽门梗阻、感染幽门螺杆菌后可能导致口气重，这时候就要考虑看看消化科。

异味从哪儿来

中医认为，脾开窍于口，脾虚的人口味淡、无胃口。口臭、牙龈肿痛等症状大多和脾胃消化能力不足、胃中积热有关。

当人在消化不良、便秘时，胃肠内堆积的宿食、宿便在肠道细菌分解下产生硫化物、氨气等气味恶臭的气体，这些气体往上涌，由口腔释放出来形成口臭，如果得不到及时治疗便会引发持续性口臭。

吹气如兰、口齿生香有妙方

1. 多吃新鲜蔬菜、瓜果等促消化的食物，少吃油腻的荤食及刺激性食物。

2. 起床后，空腹喝一杯温开水，每天保证充足的饮水量。

3. 适当咀嚼一些茶叶，利用茶多酚来缓解口臭的症状。

4. 排查幽门螺杆菌感染、胃炎、胃溃疡等疾病，发现疾病早治疗。

5. 适当运动，如跳绳、散步、慢跑等。

83^招 恶心、干呕：注意调养

恶心、干呕一般由妊娠、咽喉问题、肝胆疾病、心理压力过大等引起。如果伴有泛酸等现象，通常也和胃肠问题有着密切的关系。

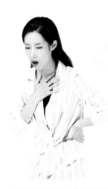

想吐又吐不出来，太痛苦了

恶心、干呕是一种冲动的胃部不适感，常伴随泛酸、烧心等症状，不仅给患者带来巨大痛苦，而且是某些胃部疾病的征兆。

恶心、干呕的原因是什么

晨起恶心、干呕可能是因胃食管反流引起的，十二指肠内未消化完的食物反流入食管，严重者导致反流性食管炎以及咽喉炎等。

饭后恶心、干呕多是因进食过快、过量所引起的急性胃扩张导致，胃炎、胃溃疡等引起的消化不良也会导致恶心、干呕的症状。寒凉的饮食也可能引发恶心反胃。

缓解恶心、干呕的妙招

饮食清淡，戒烟酒，禁食油炸、辛辣、生冷等刺激性食物。

吃饭时细嚼慢咽、保持七分饱。

有时苏打饼干可以中和胃酸，使胃更舒服。

由于疾病引发的恶心症状要重视，及时去医院就诊。

084^招 呕吐：脾胃太虚了

妊娠、心理因素等都会引发呕吐，除此之外，胃肠问题也是呕吐的常见原因。

呕吐的影响

呕吐常伴有上腹部疼痛、泛酸烧心、腹胀等症状，严重者有吐胆汁、呕血等情况。

正常情况下，呕吐能排出胃中不洁的、有毒的等有害物质。但是过于频繁的呕吐会导致患者出现脱水、营养不良等症状；上逆的胃酸还会腐蚀牙齿和喉咙，灼伤食管，严重的会给患者造成心理伤害。

为什么会呕吐

中医认为，呕吐是由于胃失和降，水谷随逆气上出而发生。外感风寒、饮食不节、情志失调等都会伤胃滞脾，引发呕吐。病后体虚，过于劳累疲倦，身体虚损，胃虚导致消化能力差，食物积聚胃中，向上逆出。

胃炎、胃溃疡、肠道疾病、食管癌、胃癌等疾病也多伴随呕吐症状。

缓解呕吐有妙方

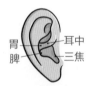

1 按摩耳穴缓解呕吐。点按穴位，每隔2小时按压一次，每个穴位按压或轻揉20次。

2 注意睡觉时以及日常衣着的保暖，腹部不要受寒，禁食生冷食物。

3 保持情志舒畅，适当做一些使身心愉悦的事。

4 呕吐后需及时补足身体缺失的水分及电解质。

5 呕吐严重者需要去医院排查胃炎、胃溃疡等消化系统疾病，早发现早治疗。

85^招 打嗝：胃气过多

打嗝在生活中比较常见，进食过快或过多、受凉、消化不良等原因都会引起打嗝。声音大且持续的打嗝多因受凉引起，而打嗝时口腔中有酸味气体排出则多由消化不良所引起，需要消食导滞。

经常性打嗝有什么影响

每个人都经历过打嗝，如果症状较轻，就基本没什么影响。但持续性的打嗝就需要引起重视，轻者影响睡眠、吃饭、工作；严重的打嗝则可能使心肺原有的疾病加重，引起食管黏膜撕裂而致消化道出血。婴儿由于膈肌发育不完善也会常打嗝，如果该症状持续时间较长，可能会引起呕吐等现象。

打嗝是什么引起的

打嗝是由于胃气过多造成的，消化不良是一个重要的诱因，胃肠中积滞的食物与胃肠中的细菌发生反应，产生气体。另外，有些食物也易产气，如豆类等。

打嗝还可能是胃肠道疾病所致，如果长期得不到缓解，就需要到医院进行检查治疗了。

停止打嗝有妙方

1. 在眉头凹陷处，额切迹处的攒竹穴，以双手拇指按压此处，可以快速缓解打嗝症状。

2. 屏往呼吸 30 秒左右，或以牙齿咬住舌尖，尝试缓解打嗝。

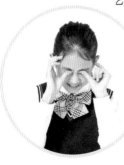

3. 善意的惊吓也可以有效中止不停打嗝的症状。

4. 喝些温水，清淡饮食，改善胃肠动力。

5. 如果症状比较频繁，则需去医院做检查，排查胃肠道的器质性病变。

086 招 胃痛：不能忽视

胃痛在生活中比较常见，暴饮暴食、不吃早餐、过度紧张劳累，甚至天气变化都有可能导致胃痛。

为什么会胃痛

诱发胃痛的原因很多，胃肠道疾病是最主要的原因。胃肠道感染、胃炎、胃溃疡、消化不良等都会导致胃痛。细菌或病毒感染、肿瘤等因素会导致胃肠道黏膜表面破溃，刺激黏膜神经导致胃痛。胃肠道疾病与不良的生活作息及饮食习惯相关。

胃痛的危害

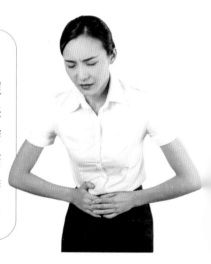

胃痛主要是由消化道疾病或饮食不当造成的腹部或上腹部疼痛。胃痛有复发性，并且给患者带来巨大的精神压力，胃痛常常伴随有泛酸、呕吐或腹泻等症状，严重者会吐血。胃痛会影响进食，长期胃痛可能意味着胃黏膜损坏，影响血红蛋白合成从而诱发贫血，导致患者出现面色苍白、头晕、乏力等症状。

缓解胃痛小妙方

1 捏捏小腿肚，按摩足阳明胃经上的穴位，有缓解胃痛的作用。

2 少盐、戒烟酒，减少对胃部的刺激。

3 不空腹吃红薯、橘子、柿子、大蒜、山楂等酸性重或易产气的食物。

4 有严重胃痛的患者需去医院排查胃部疾病。

87 ^招 胃胀气：当心肠梗阻

胃胀气也是生活中比较常见的症状，主要原因是不良饮食习惯。

胃胀气的原因

外感风寒或脾湿较严重都会导致胃胀气，暴饮暴食、吃得过快、饥饱失常也会使脾胃受伤。摄入高蛋白质食物或食用过多富含膳食纤维的食物也会导致胃肠道胀气。另外，过度焦虑、紧张等也会使胃动力不足，影响消化功能，吃进去的食物不易消化，导致胀气。

患有胃肠疾病时，胃的排空延缓，食物及气体会对胃壁产生压力，导致腹部的饱胀感、压迫感。

胃胀气的影响

胃胀气会影响睡眠和进食，有时胃胀气还会导致持续打嗝，伴随有异味气体排出，严重者伴随胃痛、恶心、呕吐、不能进食等症状。严重的胃胀气会挤压腹腔和胸腔，影响呼吸，从而导致呼吸困难。胃胀气还会导致肠内充满气体，影响肠壁血液循环，进而影响心脏的收缩和舒张功能。

缓解胃胀气的小妙招

注意胃部保暖，可以用热水袋套上毛巾，对不适部位进行热敷。

严重者需要借助药物缓解。

饭后慢走数百步，避免久坐不动。

轻柔按摩脾胃经络，可缓解胃胀气。

清淡饮食，不食生冷食物以及易产气的食物，如红薯、芋头、糯米等。

O88招 胃泛酸：胃炎或食管炎

胃泛酸是一种常见的消化道症状，症状较轻、频率也不高的情况下一般无须治疗，通过日常生活调理可以缓解。而严重的、经常性的泛酸一般是胃炎或食管炎的表现，需要及时治疗。

胃泛酸的影响

胃泛酸是过多的胃液分泌物通过食管反流到口腔，表现为一打嗝，口腔一股酸味喷薄而出。胃酸反流往往给人带来严重的不适感，而且对食管、口腔造成刺激，使人有烧心的感觉。严重者会伴随胸痛、刺激性干咳等症状。

胃酸是如何逆流而上的

正常情况下，胃酸是不会反流的，当胃液过多时，才会反流到食管。引起胃泛酸常见的疾病叫胃食管反流，胃炎、胃溃疡、幽门梗阻、腹水、妊娠反应等也可能导致胃泛酸。

还有一种胃泛酸是生理性泛酸，过度紧张、长期疲劳导致神经功能紊乱，使胃酸分泌不调而出现泛酸；进食过多粗粮、红薯、土豆等高膳食纤维食物以及油炸食品、肥肉等高脂肪食物后，产生胃酸过多也会导致胃泛酸。

缓解胃泛酸的小妙方 ✓

1. 当胃泛酸时，可以吃几粒生花生米或几片苏打饼干，以缓解症状。
2. 睡觉时注意保暖，避免手心、脚心和胃部受凉。
3. 可适量食用瘦肉、牛奶、豆制品、鸡蛋清等高蛋白质食物，少吃高脂肪食物。
4. 吃完饭不要立刻躺下，适当走走。
5. 睡前 2 小时不要吃东西，睡时可将枕头垫高 15~20 厘米。
6. 当胃泛酸比较频繁且严重时，需要尽快去医院检查。

89招 经常泛酸：警惕食管癌

全世界每年约有 40 万人死于食管癌。食管癌的发病率和死亡率都较高。

食管癌有哪些症状

早期食管癌症状不明显，在吞咽食物时有哽噎感、异物感、胸骨后疼痛。

中晚期患者出现明显吞咽哽咽感或困难，或长期有泛酸、嗳气、消瘦、发热、声音嘶哑、饮水呛咳、呕血、咳嗽、呼吸困难等症状。

为什么会得食管癌

引发食管癌的因素有很多，与遗传因素、不良饮食习惯、病毒感染等都有关，其中比较容易把控的、也是比较常见的原因是饮食刺激与胃食管反流。

长期进食较粗糙的、过烫的食物，咀嚼槟榔等，都会造成对食管黏膜的慢性理化刺激，可致局限性或弥漫性上皮增生，形成食管癌的癌前病变。

胃食管反流等疾病，上行的胃酸裹挟未完全消化的食物对食管有刺激作用，这也是诱发食管癌的一个重要原因。

如何预防食管癌

1 保持规律的生活作息及健康的饮食习惯，避免过度劳累。

2 注重营养均衡，纠正偏食的习惯。

3 适度进行有益身心的运动，增强体质。

4 避免进食滚烫的食物和水，食物和水凉凉再食用，避免损伤食管黏膜。

5 有食管癌家族病史的人需要更加注意，如有不适，及时检查。

090招 急性腹痛：有可能是胃痉挛

如果突然出现难以忍受的、临时性的、剧烈的腹痛，除了常见的阑尾炎、急性胃肠炎、肠梗阻、尿路结石等原因外，还有可能是胃痉挛所致。

胃痉挛的病因及危害

饮食不规律、进食过多生冷食物或身体受寒都有可能引发胃痉挛，另外急、慢性胃炎及胃十二指肠溃疡也可能导致胃痉挛，需要及时到医院就诊。

胃痉挛最直接的影响就是给患者带来难以忍受的剧痛，常伴随呕吐，如果得不到及时缓解，会导致无法进食及饮水，以致身体脱水或电解质紊乱。

胃痉挛的症状

胃痉挛引发的腹痛呈绞痛或刺痛感。急、慢性胃炎患者，可能出现胃痉挛的症状，同时还可能出现恶心、呕吐、全身不适、疲乏无力等症状。胃十二指肠溃疡患者，在胃痉挛的同时可能伴有泛酸等症状。

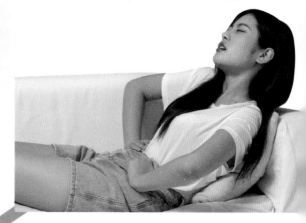

缓解胃痉挛有妙方

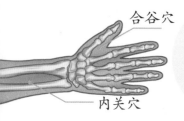

合谷穴

内关穴

用拇指按压、点揉合谷穴及内关穴。

身体保持蜷缩的状态，减轻肌肉牵拉。

情绪放松，多想想愉快的事情，减轻肌肉缩紧的状态。

091 招 消化不良与情绪的关系

消化不良是一种常见的胃肠不适症状，精神压力大是导致消化不良的重要原因。症状表现为没胃口、吃不下、腹胀等，这些几乎是每个人都有的情况。

消化不良的常见症状

消化不良通常伴随上腹部隐隐疼痛、食欲减退或恶心、反胃等症状，大便稀溏黏马桶且便里有未消化的食物残渣。

肝病、胆道疾病、胰腺疾病、糖尿病等疾病也会导致消化不良，在治疗消化不良时需要与其他疾病一起治疗，才能取得好的效果。

消化不良分类

出现消化不良症状后，如果通过胃部检查并无明显器质性疾病，那么可能就属于情志因素引起的功能性消化不良。

如果出现上腹部疼痛、饱胀不适，并伴有胃部烧灼感等症状，则需要通过检查排查是否有反流性食管炎、消化性溃疡或胃癌等疾病。

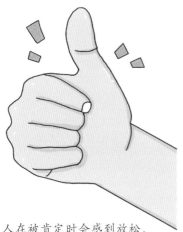

人在被肯定时会感到放松，有助于改善消化不良症状。

积极的情绪对消化也有帮助

中医讲忧思伤脾，大部分功能性消化不良都与焦虑、抑郁及恐惧、紧张等情况相关。

相比于被否定、被质疑、被打压等处境，人喜欢被夸奖。在受到肯定、赞许和夸奖的时候，人的情绪会比较兴奋，胃肠道功能也会更"积极"地发挥功能，消化液分泌更旺盛，从而使消化不良的问题得到缓解。

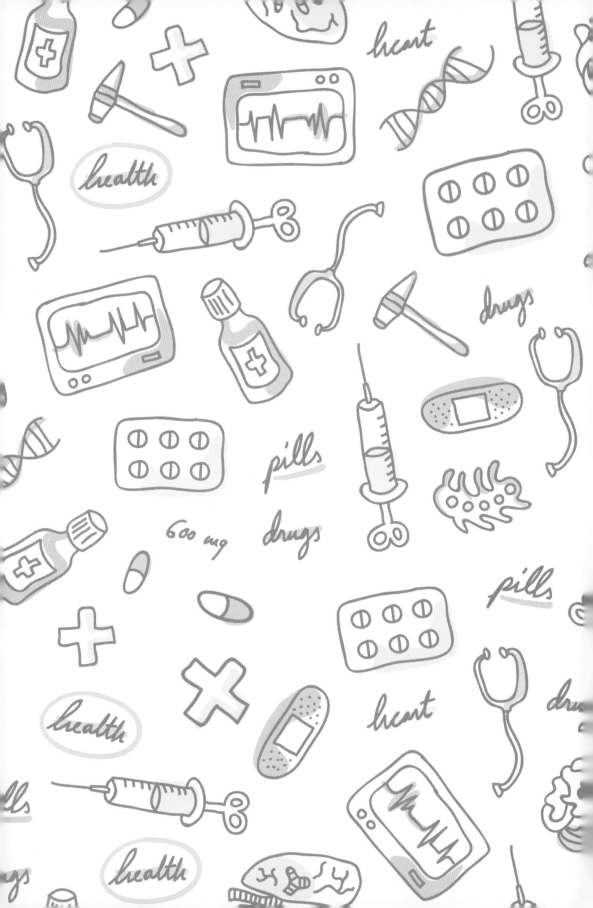

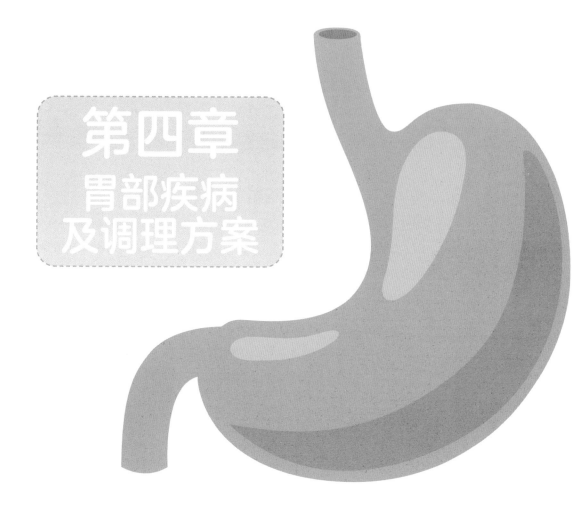

第四章
胃部疾病
及调理方案

　　生活中患有胃病的人不在少数，得胃病的原因与不良的生活习惯、饮食不规律等因素有关，所以胃病在治疗的基础上，更要注重生活中的调理与调养。

092^招 慢性胃炎的表现和类型

男性多于女性的常见病

慢性胃炎十分常见，占接受胃镜检查患者的80%~90%，其中男性多于女性，随年龄增长发病率逐渐增高。

慢性胃炎是指不同病因引起的胃黏膜的慢性炎症或萎缩性病变，其实质是胃黏膜上皮遭受反复损害后，由于黏膜特异的再生能力使黏膜发生改建，且最终导致不可逆的固有胃腺体的萎缩甚至消失。慢性胃炎的病理变化基本局限于黏膜层，因此，严格地讲应称之为"慢性胃黏膜炎"或"胃黏膜病"。

慢性胃炎患者的典型表现

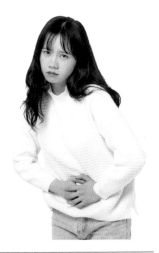

慢性胃炎的临床表现主要为食欲减退、上腹部不适或隐痛、嗳气、泛酸、恶心、呕吐等，并且持续或反复发作，也有部分患者是没有任何症状的。内窥镜检查和胃黏膜组织学检查结果与慢性胃炎患者症状的相关分析表明，患者症状缺乏特异性，且症状的有无及严重程度与内窥镜所见及组织学分级并无明确的相关性。

类型	特点
慢性浅表性胃炎	主要是指胃黏膜的浅表性炎症，这类炎症主要表现为胃黏膜的固有膜宽度增大并伴有水肿，被炎症细胞浸润，但胃腺体多属正常。这类胃炎在临床上较多见，只要经过恰当治疗之后，炎症可消退，但是如果治疗不当，可发展成萎缩性胃炎
萎缩性胃炎	萎缩性胃炎是指胃固有腺体减少，包括化生性萎缩和非化生性萎缩，其诊断主要依靠病理诊断。胃镜病理报告上的"肠化生"和"异性增生"都属于萎缩范畴。其临床表现没有特异性

93招 慢性胃炎的诱因

引起慢性胃炎的原因主要是，急性胃炎未得到及时治疗，经久不愈或反复发作。另外，还有许多其他能直接导致慢性胃炎的因素，具体表现在以下几方面。

理化因素

长期饮用浓茶、烈酒、浓咖啡，食用辛辣及粗糙食物；

进食过急、喜食过热、饮食不规律；

过度吸烟，使幽门括约肌松弛，十二指肠分泌液反流，以及胃部血管收缩，胃酸分泌量增加，从而破坏胃黏膜屏障导致慢性炎性病变；

长期服用水杨酸制剂、皮质激素、洋地黄、消炎类的药物，会刺激并损害胃黏膜；

身体缺乏必需的营养物质，如蛋白质、B族维生素等，都可使胃黏膜变性或胃功能异常，诱发慢性浅表性胃炎。

毒素

口腔、鼻腔和咽喉部的慢性感染灶，如齿槽溢脓、扁桃体炎、鼻窦炎等细菌或毒素感染，可反复刺激胃黏膜引起慢性炎症。

胃酸缺乏，容易导致细菌在胃内的生存和繁殖。

急性感染性胃炎迁延不愈或反复发作，也能逐渐演变为慢性浅表性胃炎。

其他疾病因素

慢性心力衰竭等疾病，可以使胃黏膜长期充血，胃壁组织处于缺氧状态，同时局部血液循环受阻导致胃黏膜的慢性浅表性炎症。

气候环境因素

环境、气候改变，人若不能在短时间内适应，就可能引起支配胃的神经功能紊乱，使胃液分泌和胃功能不协调，导致胃炎。

遗传因素

人体的遗传易感性在慢性浅表性胃炎的发病中起着一定的作用。

094^招 急性胃炎的表现和类型

通常发病急，病程变化快

急性胃炎是一种比较常见的胃部疾病，多发于夏季。通常起病急，病情变化快。一般由饮食不当引起，患者误食不洁、生冷等食物后，一般数小时或者 24 小时后发病。

急性胃炎是指由多种因素引起的胃黏膜急性炎症和损伤，是不同原因导致的胃黏膜急性受损出血发炎，伴有腹痛、呕吐、恶心、食欲缺乏、腹泻等，在胃镜下可见胃黏膜糜烂和出血。

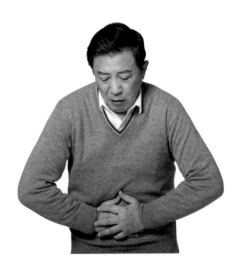

急性胃炎患者的典型症状

主要表现为左上腹隐痛或疼痛等不适，有食欲减退、腹泻、呕吐、泛酸等症状，严重的还会有发热、脱水、休克以及胃黏膜出血导致的呕血和便血等现象。有的起病比较急，恶心或者呕吐越来越频繁，腹部剧烈疼痛，反复腹泻，排出水样便，且内含少量黏液甚至血液等。

👆 类型	📢 特点
急性单纯性胃炎	急性单纯性胃炎是指由各种外在或内在因素引起的急性局限性或广泛性的胃黏膜急性炎症
急性糜烂性胃炎	常发生于创伤、休克、手术、烧伤、多器官衰竭等引起的应激状态，或者是饮酒和服用非甾体抗炎药引起的上消化道出血
急性化脓性胃炎	急性化脓性胃炎又称蜂窝组织炎性胃炎。主要是由链球菌、葡萄球菌及大肠杆菌等细菌感染引起的化脓性疾病

95^招 急性胃炎的诱因

中医把急性胃炎归于胃痛的范畴，病机为诸邪阻滞于胃部或胃络失于温养所致。具体来说，还是饮食、情绪以及药物等对胃产生的不良影响。

理化因素

饮食不洁导致沙门菌、大肠杆菌等细菌进入胃内，很快便可引发急性胃炎。

经常饮酒、喝浓咖啡、吃辛辣刺激性食物、进食温度过高或过低的食物等，都会对胃黏膜造成损伤。

错误用药导致细菌、毒素进入胃中而引发胃炎。如长期服用阿司匹林、抗生素等药物，影响胃黏膜的修复，引起胃炎反复发作，甚至引发化脓性胃炎。

生物因素

细菌及其毒素：常见致病菌为沙门菌、嗜盐菌、致病性大肠杆菌等；常见毒素为金黄色葡萄球菌毒素和肉毒毒素。进食含有细菌或毒素的食物数小时后即可发生胃炎，或同时合并肠炎，即急性胃肠炎。葡萄球菌及其毒素摄入后发病更快。

外源性刺激

胃内有异物或胃区放射治疗，如 X 线照射等。

需要做的检查

可通过胃镜发现糜烂及出血病灶，还可通过粪便检查出细菌感染类型。

096^招 胃溃疡的表现和类型

早期不易觉察，中后期难以治愈

胃溃疡是一种缓慢发作的、比较严重的胃部疾病。胃部发生溃疡说明胃的损伤很严重，已经到了胃的黏膜肌层了，严重者会导致胃出血、胃穿孔、幽门梗阻甚至癌变，所以胃溃疡需要引起重视。

胃溃疡早期不易觉察，很多患者在胃溃疡初期几年甚至几十年里都没有明显的消化道症状，到了中晚期才显现。胃溃疡单纯依靠饮食调理很难治愈，通常需要医学治疗与饮食调理结合。长期胃溃疡，可能会导致患者出现营养障碍，表现为营养不良、消瘦、贫血等。

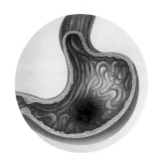

胃溃疡

胃溃疡的典型症状

通常表现为上腹偏左位置疼痛，有灼烧感或者隐痛、钝痛，往往可以忍受，这种疼痛一般没有规律性，通常在饭后 30~60 分钟之内出现。疼痛感持续时间较长，通常是几小时，因此被大家称为"餐后痛"。

☞ 类型	📢 特点
实火型胃溃疡	患者的上腹部会出现比较明显的压痛感，胃部有非常灼热的饥饿感。常有口干舌燥的感觉，舌苔变红并会呈红色的尖刺状，还有一些患者会伴随小便赤黄、便秘的症状
湿热型胃溃疡	患者会有口渴却不想喝水的感觉，上腹部也会有明显的压痛感，舌苔呈偏黄色，有些患者的舌根部还会出现红色水疱或有口腔异味等
体质虚寒型胃溃疡	患者有食欲不振的现象，伴随胸部和腹部发闷，四肢疲惫。胃部会出现疼痛感，吃饭时疼痛感会减轻，寒冷环境中，胃部疼痛更明显
气滞型胃溃疡	胃部的疼痛感在患者打嗝或放屁时会感觉舒服很多，有些患者的疼痛感会蔓延到背部

97^招 胃溃疡的诱因

经常熬夜或作息、三餐不规律以及长期节食减肥，长期喝烈酒、浓茶、浓咖啡等饮食习惯等都会直接导致胃部累积性的损伤。另外，服用某些药物也会导致胃溃疡的发生。

幽门螺杆菌感染

这是非常常见的病因，幽门螺杆菌是唯一可以在胃酸里面生活的细菌，它可以破坏胃黏膜，导致胃炎、胃溃疡甚至胃癌。

不良的饮食习惯

空腹喝浓茶、暴饮暴食、喜欢吃辛辣刺激性食物，做菜喜欢多放盐等不良的饮食习惯都很伤胃，都可能损害胃黏膜。

抽烟和饮酒

长期抽烟，吸进去的烟雾也会进入胃里，导致胃黏膜的损害。长期饮酒，特别是烈性酒对胃伤害更大，酒精可导致胃黏膜损伤，加重胃溃疡的症状。

地理环境的变化

胃非常脆弱，气候或是地理环境都容易对其造成影响，使其血管产生剧烈收缩，进而影响胃黏膜的健康，从而诱发胃溃疡等病症。

长期口服损害胃黏膜的药物

大部分药物都会对胃产生刺激，尤其以止痛药和消炎药最为常见。表现在服药后出现胃痛、恶心、呕吐、腹痛、腹泻等症状。因此，平时吃药一定要遵医嘱，不可随意服用。对于必须服用的药物，建议在饭后 15~30 分钟服用，以减轻对胃黏膜的刺激。

精神因素

患者在遭遇重大打击、变故的时候，可出现急性应激性胃溃疡。长期的精神紧张、焦虑状态或情绪波动较大的人容易患消化性溃疡。

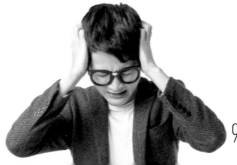

098^招 复合型溃疡的表现和类型

好发于冬、春两季

十二指肠溃疡是中国人常见病、多发病,是消化性溃疡的常见类型。好发于气候变化较大的冬、春两季。发病年龄多为 35~45 岁,男性发病率高于女性。

十二指肠溃疡多发生在十二指肠球部,以前壁居多,其次为后壁、下壁、上壁。十二指肠溃疡是一种圆形或椭圆形的局限性黏膜缺损,累及黏膜、黏膜下层和肌层,治愈后不留瘢痕。溃疡穿孔后胃内容物流入腹腔,引起腹膜炎,常产生剧烈腹痛,随后产生脓毒感染及中毒性休克,若不及时抢救,可能危及生命。严重的十二指肠溃疡可能会造成癌变。

十二指肠溃疡的典型症状

较典型的症状是饥饿时会胃痛,伴有灼热感,进食后可缓解,俗称"馋病"。患者往往会由于进食过多导致体重增加,还可表现为上腹部钝痛、灼痛、胀痛或剧痛等不适。有些患者会因溃疡慢性失血而导致贫血和乏力等。

胃溃疡与十二指肠溃疡的不同

胃溃疡患者胃酸分泌正常或稍低,而十二指肠溃疡患者胃酸分泌则多会增加。这两种溃疡都是由胃酸刺激消化道黏膜引起的,但症状上有着明显不同。

症状不同点	十二指肠溃疡	胃溃疡
疼痛种类不同	饥饿时疼痛。儿童患者以呕吐为主;老年患者则以肠道出血为主	多表现为上腹钝痛、灼痛
疼痛时间不同	空腹及夜间会有明显的疼痛	进食后疼痛加剧
疼痛部位不同	脐上方或偏右有压痛	上腹正中或偏左有压痛

99招 十二指肠溃疡的诱因

十二指肠溃疡与胃酸分泌异常、幽门螺杆菌感染、长期服用非甾体抗炎药、生活及饮食不规律、工作及外界压力、吸烟、饮酒以及精神心理因素密切相关。

幽门螺杆菌感染

消化性溃疡是一种自身消化的产物，是胃液的消化能力超过胃和十二指肠黏膜防御能力的结果，即经典的"无酸则无溃疡"，此学说一直被视为消化性溃疡的理论基础。质子泵抑制剂等强力抑酸剂的出现增强了溃疡的治疗效果，溃疡的治愈已不困难，但溃疡愈合后复发率居高不下，即使长期药物治疗，一旦停药仍可能复发。80%~90% 的患者被发现存在幽门螺杆菌感染，根除此菌后溃疡可通过生活调理逐渐愈合。

胃酸分泌过高

大量临床试验和研究证明，胃酸的病理性升高是溃疡发病的重要因素之一。胃液酸度过高，激活胃蛋白酶原，使十二指肠黏膜自身消化，可能是溃疡形成的重要原因。十二指肠溃疡患者的基础胃酸分泌和最大胃酸分泌量均高于健康人；除与迷走神经的张力及过度兴奋有关外，也与壁细胞数量的增加有关。

胃十二指肠运动功能异常

一些十二指肠溃疡病患者，胃排空速度较正常人快。液体排空过快使十二指肠球部与胃酸接触的时间增长，黏膜易发生损伤。

吸烟和酒精的刺激

吸烟是十二指肠溃疡的主要危险因素。酒精会刺激肠道内壁，增加溃疡风险。

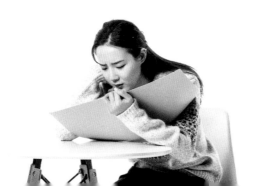

100^招 胃下垂的表现和类型

女性占比比较高

近些年，胃下垂已经是高发病，女性患者占比较高。

胃下垂是由于膈肌悬力不足，支撑内脏器官韧带松弛，或腹内压降低、腹肌松弛，导致站立时胃大弯抵达盆腔，胃小弯弧线最低点降到髂嵴连线以下。常伴有十二指肠球部位置的改变。重症胃下垂患者消化食物的能力大约是健康者的1/3。

胃下垂的典型症状

胃下垂可出现胃肠动力差和消化不良，通常会有腹胀及上腹不适的感觉，在饭后活动时易感恶心、呕吐，同时由于胃的位置发生变化，影响食物在消化道蠕动而导致便秘。频繁打嗝、经常性腹泻或者感觉烧心等也是胃下垂常见的症状。

长期胃下垂的患者容易出现失眠、焦虑、抑郁等精神症状，需要到医院检查，进行针对性的治疗。

胃下垂的程度

胃下垂的程度	分类标准	症状
轻度	胃距髂嵴①连线 5~8 厘米	一般无明显症状，少数患者可出现轻微腹部不适
中度	胃距髂嵴连线 9~12 厘米	表现为上腹部胀满、疼痛、食欲不振、厌食、便秘等症状，餐后、站立、劳累后症状加重，休息、平卧时症状可明显缓解
重度	胃距髂嵴连线大于 13 厘米	表现为消瘦、乏力、体位性低血压等慢性消耗体征，可伴有肝、肾、结肠等内脏下垂的现象

注：①髂嵴，即人体坐骨和耻骨连接形成髋臼的一部分，上部宽大，下部狭窄。

101^招 胃下垂的诱因

中医将胃下垂归为"胃缓"，认为长期饮食失节或七情内伤，导致脾胃虚弱，中气下陷，升降失常而发病，益气健脾是治疗胃下垂的根本方法。

长期暴饮暴食

长期暴饮暴食，胃的消化功能跟不上，胃内残留物就会把胃往下方拉伸，胃壁的肌肉被撑薄、弹性下降，导致胃肠功能障碍。有些患者会出现胃动力不足，胃从腹腔下垂到盆腔的情况。

患病后或女性分娩后脾胃虚弱

产生胃下垂的原因是膈肌和其他悬吊胃的韧带力量不足，腹内压下降和腹肌松弛等，造成胃体托举力不足。

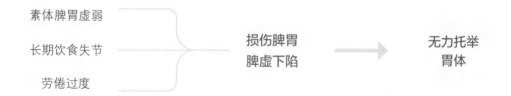

素体脾胃虚弱
长期饮食失节   损伤脾胃   无力托举
劳倦过度   脾虚下陷   胃体

胃壁肌肉张力不足

先天性无力型体质、生育次数较多的女性、长期脱离体力劳动或是运动很少的人，这类人身体瘦长，胸廓狭小，皮下脂肪薄，肌肉发育不良，胃壁肌肉张力低，易弛缓松垂，发生胃下垂。

身体因素

驼背、姿势不正确、骨盆歪斜等也是胃下垂的原因。胃下垂对身体姿势也会造成很大影响。

长期精神不佳

过度紧张不安、过劳或睡眠不足、压力大等原因会导致自主神经紊乱。

102^招 胃十二指肠溃疡的表现和类型

通常先得十二指肠溃疡，并发症较严重

胃溃疡和十二指肠溃疡同时存在是复合性溃疡，这种溃疡占溃疡病患者的 5% 左右。

患者在罹患十二指肠溃疡后，没有得到及时治疗，会产生功能性幽门梗阻，从而导致胃排空延缓，胃扩张而导致幽门功能不良，从而引起十二指肠分泌物反流入胃，反复刺激胃部形成胃溃疡。

复合性溃疡的典型症状

复合性溃疡以上腹痛为主要症状，可为钝痛、灼痛、胀痛或剧痛，但也可仅有饥饿样不适感。大部分患者的病情发作呈周期性，每次发作 1~2 小时，两餐之间疼痛，或者呈季节性，在秋冬或冬春之交发作。

部分病例无上述典型疼痛，而仅表现为无规律性的上腹隐痛不适，伴胀满、厌食、嗳气、泛酸等症状。也有部分患者症状不明显，直到出现胃出血、胃穿孔等并发症时才引起重视。

复合性溃疡的饮食要点

注意要点	原因
不要频繁饮用牛奶	牛奶中含有的钙会促进胃酸分泌。患者在饮用牛奶后通常只能感到暂时的病症缓解，不久，又会明显感受到胃部不适
适当吃些富含膳食纤维的饮食	摄入膳食纤维不足是导致患胃炎、胃溃疡的主要原因。细软食物含膳食纤维较少，咀嚼细软食物所需的时间相对也少，不能充分分泌唾液

103^招 胃十二指肠溃疡的诱因

复合性溃疡可反复发作，而且很难治愈，了解其病因，可以帮助我们有效预防。

幽门螺杆菌感染

幽门螺杆菌进入胃部，引起胃黏膜慢性炎症反应，从而导致复合性溃疡的发生。另外，一些巨细胞病毒、海尔曼螺杆菌等病菌也会引发复合性溃疡。

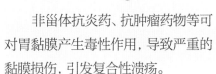

药物作用

非甾体抗炎药、抗肿瘤药物等可对胃黏膜产生毒性作用，导致严重的黏膜损伤，引发复合性溃疡。

不良生活方式

暴饮暴食，进食无规律，常食用腌、熏、烤、辛辣刺激性食物，蔬果摄入少，抽烟和酗酒，这些不良习惯都会直接刺激胃黏膜，破坏胃黏膜屏障，导致胃炎、胃溃疡，尤其是酒精具有亲脂性和溶脂性，可导致胃黏膜糜烂及黏膜出血。

遗传因素

有研究表明，很多复合性溃疡患者有该病的家族史，另外该病患者的子女发病率也较高。

精神因素

长期处于人际关系紧张、压抑、哀愁、自卑等悲观情绪中时，可使消化性溃疡发病率明显升高。精神因素可增加胃酸分泌，减弱胃及十二指肠黏膜的抵抗力。

胃动力异常

上消化道动力异常、幽门括约肌功能不全等因素也会延缓胃排空，导致胃泌素分泌异常，损伤胃黏膜上皮细胞。

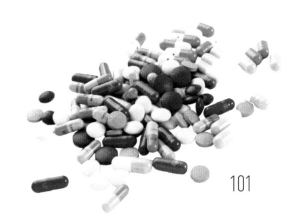

104^招 胃食管反流的表现和类型

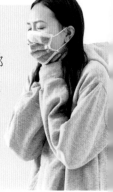

高发病率，易误诊

胃食管反流，其实是指胃内容物反流到食管或者食管以上的部位，包括口腔、咽部，从而引起一系列的症状和并发症。胃食管反流在我国发病率比较高，为全国总人口的 12% 左右。

因为胃食管反流有烧心、咳嗽、胸闷等症状，导致该病极易被误诊为消化性溃疡、心绞痛、食管癌和食管真菌感染等疾病。

胃食管反流的典型症状

有 70% 不明原因的胸痛与胃食管反流相关，另外，胃食管反流还有泛酸、打嗝、烧心、咳嗽以及咽痛等症状。

胃食管反流患者的典型症状为泛酸和烧心，表现为食物反流到嘴里；半夜平卧时，常感到呼吸困难，喘不过气；或者反复咳嗽，症状与哮喘类似，吃止咳平喘药并不能有效缓解症状。

胃食管反流的主要分类

根据反流物的性质该病分为酸性反流和非酸性反流，而根据反流性质则可分为气体反流、液体反流或者气液混合反流。

类型	特点
酸性反流	反流物酸性高，泛酸水，有胸痛、烧心的症状
非酸性反流	反流物酸度不高或不带酸性，反流的症状不明显。主要有烧心、口苦、口甜、口咸或口涩的症状，还有咽痛或胃胀、打嗝等症状

105^招 胃食管反流的诱因

胃食管反流属于一种慢性疾病，且易反复发作，患者需要长期治疗才能有效防止复发。

不良的饮食习惯

暴饮暴食、经常进食高脂肪食物或难消化的坚硬食物等，都会导致胃排空延缓，胃气上逆导致反流。

偏食导致身体缺乏 B 族维生素或钾元素等，会造成胃动力不足，同样能引发胃排空延缓。

另外，经常食用烤、烫、炸等方式加工的食物，可直接刺激消化道黏膜而诱发病变。

肥胖、用力排便

肥胖者腹压比较大，胃食管压力也随之增加，导致胃食管反流的发生。通俗来讲，就是腹压大容易把胃内容物挤压到食管，穿紧身衣也是同样道理。

用力排便也会增加腹压，从而诱发胃气上逆反流现象。

湿热和受寒

胃食管反流多发于秋冬、冬春交替时节，其气候特点为或湿热或寒凉。

中医认为，胃食管反流病位往往在肝胆，一般由郁热、胆热上溢、胆热犯胃所致，所以常用疏肝利胆、清热和胃、降逆止呕的药物或针灸、推拿来治疗。

药物刺激

一些消炎药或激素类药物等可刺激胃酸，使食管括约肌压力降低。

精神因素

中医认为，忧思伤脾，过度思虑会使气机升降失调，胃气上逆。怒伤肝，肝郁化火，火伤胃阴，使胃及食管失濡润，从而损伤胃及食管黏膜而诱发此病。

106^招 胃轻瘫综合征的表现和类型

长久吃药不见效，有可能是胃轻瘫综合征

胃轻瘫综合征是指以胃排空延迟为特征的一组临床症状，上消化道及上腹未见明显的疼痛症状，表现为胃的神经肌肉功能失调，胃肠功能紊乱，通常会导致胃排空障碍。常见慢性胃轻瘫，症状持续和反复发作，长达数月甚至十余年。

人们在胃部不适的时候会吃一些胃药来缓解，如果长期服药也不见效，那么就有可能患有胃轻瘫综合征。因为药物的吸收是在小肠上段，人在服药后，需要经过胃壁肌肉的收缩，将药物输送至十二指肠，才能吸收入血。一旦胃出现排空障碍，药物就会滞留在胃内，无法很快进入小肠被吸收，从而导致药物起效延迟。

胃轻瘫综合征的典型症状

胃轻瘫综合征的症状和严重程度因人而异。主要症状有恶心、呕吐、烧心、进食后不消化等，表现为稍微吃一点就感觉很饱，或者餐后出现明显饱胀感和腹痛。

胃轻瘫综合征患者由于长期食欲不振会导致营养不良、体重下降等，还有的患者会出现血糖不稳定、胃痉挛等症状。慢性胃轻瘫发病比较隐匿，症状可以持续多年。

胃轻瘫综合征的主要类型

类型	特点
特发性胃轻瘫	特发性胃轻瘫，又称原发性胃轻瘫，约占胃排空延迟患者的 50%
糖尿病性胃轻瘫	糖尿病导致自主神经紊乱，造成胃张力缺乏、胃动力不足，从而引起胃轻瘫。轻度胃轻瘫会有早饱、恶心、呕吐、腹胀等症状，长期持续可引发胃食管反流、腹痛、便秘或腹泻等症状
手术后胃轻瘫	胃部手术后常伴有胃轻瘫。迷走神经干切断术使胃底舒张功能、胃窦收缩及幽门舒张功能均降低，导致胃的液体排空加快，固体排空延迟

107^招 胃轻瘫综合征的调养

胃轻瘫综合征严重影响胃的消化功能，还会影响患者的生理、心理及生活质量。胃轻瘫综合征如果控制不好易发展成胃瘫，会加大治疗难度。预防胃轻瘫综合征需要在日常生活中注意一些问题。

少吃高脂肪、刺激性食物

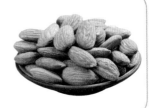

高脂肪食物，如肥肉、油炸食品等，难以消化，在胃中停留时间较长，易引起胃排空延缓，导致胃病。坚硬的食物如坚果等也不宜吃多。

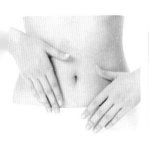

加强运动，常按摩腹部

适度的锻炼可以有效提高机体抵抗力，增强胃动力。常按摩腹部也可以有效改善腹肌力量，帮助经络疏通，从而提高消化能力。

糖尿病性胃轻瘫注意控制血糖

糖尿病引起的胃轻瘫综合征，要尽可能地将血糖控制在正常范围之内，同时要纠正电解质紊乱，特别是纠正低钾血症，停止使用对胃肠动力有不良影响的药物，如镇静剂、麻醉剂等。

积极从病因上进行治疗

积极治疗引起胃轻瘫综合征的原发病，消除诱发因素，可以从根本上解决问题。比如一些感染、代谢异常引起的胃轻瘫综合征，都需要从病因上积极治疗。

108^招 胃出血的表现和类型

胃出血死亡率高达 10%

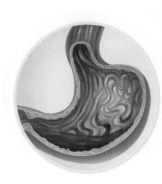

胃出血是消化系统常见的危急重症之一，俗称上消化道出血，主要由胃、十二指肠溃疡导致。

工作过度劳累、日常饮食不规律、情绪异常紧张以及有消化道病史的人群容易发病。另外，罹患肝硬化的患者也易发此病。如果不积极治疗，可导致死亡。

胃出血的典型症状

一般胃出血症状有呕血和黑便、头晕、口渴、肢体冷感、血压偏低等，出血量较多时可以造成休克，出现晕厥、烦躁不安或神志不清、面色苍白、四肢湿冷、口唇发干、呼吸困难、血压下降、脉搏快而弱、脉压差缩小等症状。

如果消化道出血量较多，且没有得到及时处理时，血液中的蛋白分解物被肠道吸收，引发肠源性氮质血症，一般出血后 1~2 天达到高峰，出血停止后 3~4 天恢复正常。肝硬化患者由于血氨升高可诱发肝性脑病的发作。

胃出血的主要分类

类型	表现
上消化道出血	胃十二指肠及其上方肠内出血，常见的表现是呕血，即胃内甚至肠腔内的血通过口吐出来，严重者鼻腔都可能往外喷血
下消化道出血	空肠、回肠、结肠一直到肛门出血，称为下消化道出血。最常见的是便血，胃及肠道出血通过肠道蠕动从肛门排出。出血一般跟大便混在一起为便血

109^招 胃出血的诱因

胃出血比较常见的诱因是过量饮酒，酒精刺激胃黏膜，引起急性胃黏膜损害引发出血。喝酒后往往引起呕吐，也会导致贲门黏膜撕裂，引发出血。另外，不良的作息习惯以及疾病也可导致胃出血。

饮食、作息不规律

工作过度劳累、日常饮食不规律伴精神高度紧张，易导致胃和十二指肠功能失调。普通的消化道疾病忽略治疗，则易发展成胃出血。

胃溃疡

胃溃疡引起胃出血，多数情况是由于进食不规律，暴饮暴食，或者进食辛辣、生冷、刺激性的食物，服用非甾体抗炎药等。

全身性疾病

血液病包括白血病、再生障碍性贫血、血友病、血管性疾病、结缔组织病及血管炎、应激相关性胃黏膜损伤；急性感染性疾病包括流行性出血热、尿毒症等。

肝脏疾病

肝脏局限性慢性感染、肝脓肿、肝癌、肝血管瘤破裂引起的肝实质损伤等可导致肝内胆道出血。

肝硬化患者一般都会发展成食管胃底静脉曲张，如果再食用粗糙食物、情绪过度刺激，食管胃底的静脉血管爆裂就会发生大出血。

急性应激事件

如严重的创伤、大型手术、危重疾病、严重心理障碍等应激状况下，胃黏膜可发生程度不一的糜烂、浅表溃疡和出血。

进食坚硬或刺激性食物

坚硬的食物如坚果、油炸食品，可以直接划破曲张的血管，造成出血。

110^招 胃穿孔的表现和类型

多由严重的胃溃疡引起

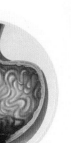

胃穿孔多发生在冬季,50 岁以上的老年患者居多,青少年也有发病。近年来发病人数呈不断增加的趋势。

胃穿孔是溃疡病很严重的并发症,十二指肠溃疡和胃溃疡特别严重的情况下都会发生胃穿孔,穿孔并出血的患者约占 10%,也有少量患者为胃癌穿孔。

胃穿孔疼痛难忍,还会引发大量胃液渗出进入腹腔,引发腹膜炎,导致疼痛蔓延至整个腹部和肩部,严重者会危及生命。

胃穿孔的典型症状

一般胃穿孔患者在上腹部感觉有刀割样或烧灼样的疼痛,这种疼痛是持续性的,会扩散至整个腹部以及肩部。患者会伴随有恶心、呕吐、腹胀的症状。在穿孔后 1~2 小时内患者可有发热现象,严重者会休克。

胃穿孔会给患者带来异常剧烈的疼痛,导致患者出现面色苍白、出冷汗、脉搏细速、血压下降等表现。

胃穿孔的分类

👆 类型	📢 表现
急性胃穿孔	胃部病变向深度发展,胃壁变薄,或由于胃内压力突然增加使胃壁穿孔,引起腹膜炎
慢性胃穿孔	大多是在胃溃疡基础上发病,症状表现为全身不适、腹部疼痛以及恶心、呕吐等

111^招 胃穿孔的诱因

胃穿孔是一种较严重的、缓慢形成的消化道疾病。

胃溃疡

罹患胃溃疡后，没有得到及时治疗，同时不良的饮食、作息习惯没有得到及时地调整，胃酸和蛋白酶分泌过多以及细菌感染持续破坏胃黏膜，溃疡越来越深，胃壁越来越薄，胃内压力突然增大的情况下，就会导致胃壁破裂，引发穿孔。

饮食习惯

长期饮食不规律、暴饮暴食、大量饮酒会导致患胃溃疡的概率大大增加，继续保持这些习惯会导致胃壁损伤越来越深，最终引发穿孔。

胃癌

溃疡性胃癌较易引发胃穿孔，有难以治愈的特点。

药物

一些非甾体抗炎药、激素类药物也会诱发胃穿孔。

创伤因素

在给患者进行胃镜检查、胃部手术时，医师操作不当也会导致胃穿孔，多属于急性胃穿孔。

情志因素

过度沉溺于忧、思、恐、惊等情绪里，过度疲劳，也会导致胃部发生病变。

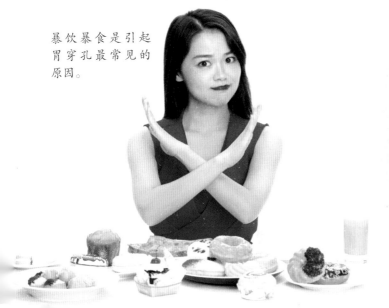

暴饮暴食是引起胃穿孔最常见的原因。

112^招 胃结石的表现和类型

多由误食所致

胃结石可发生于任何年龄段，几个月的婴儿到 80 岁老人，空腹吃过多酸性食物或误吞异物，如毛发、果核等，都可能在胃内形成石性团块。而且该结石可由小变大，可单发也可多发。

胃结石形状多为圆形或椭圆形，大小不一。巨大的胃结石会占据胃的容积，影响进食量，导致营养不良。胃结石可排入小肠，有引发肠梗阻的风险。

胃结石的症状

轻微的胃结石并无明显症状；较为严重的胃结石，会导致上腹不适、胀满、恶心或疼痛，还可能有类似慢性胃炎的症状，如食欲不振、消化不良、上腹部钝痛、泛酸、烧心等；严重的胃结石可能导致上腹有明显的硬质包块或消化道出血症状。

胃结石的分类

类型	诱因
植物性胃结石	空腹吃鞣酸含量很高的食物，如柿子、山楂、黑枣、橘子、石榴等。其所含的鞣酸、胶质等与胃液发生反应，生成不溶性沉淀物，并在胃蠕动作用下凝结成块
毛发性胃结石	食用了某些动、植物成分，毛发或矿物质，导致在胃里面不能被消化分解
混合性胃结石	上述多种原因同时作用形成胃结石

113招 胃结石的预防与调养

胃结石最常见的类型是植物性胃结石，如何预防胃结石呢？

1 购买柿子、黑枣、山楂等水果时挑选熟透的，并且尽量在饭后适量食用。

2 可以多吃一些含钙量高的食物，如豆制品、奶制品等辅助补钙。

3 胃酸分泌过多的人以及有胃动力障碍者，勿食用鞣酸含量较高的食物。

胃结石的食疗方法

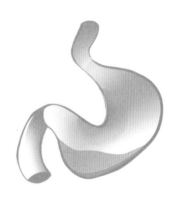

1. 南瓜子20克，去壳取仁，捣烂成泥，加白糖适量搅拌，早、晚空腹用温开水冲服。

2. 胡桃仁25克，大米50克，一起加水煮成粥即可。

3. 荸荠茎30克，煎汤代茶饮。

4. 鲜葫芦捣烂后取其汁，用蜂蜜调味，每次饮50毫升，每日2次。

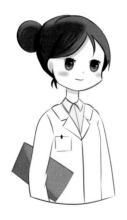

必要时进行碎石治疗

小而光滑的胃结石可随胃肠蠕动，经由粪便排出体外，大的胃结石未及时治疗可引发胃溃疡、上消化道出血甚至胃穿孔。发现有胃结石，必要时可以进行胃镜下碎石治疗。

114^招 胃良性肿瘤的表现类型

胃良性肿瘤是消化系统常见疾病，包括胃息肉、平滑肌肿瘤、纤维瘤、脂肪瘤、血管瘤、神经纤维组织肿瘤等，良性的胃肿瘤和恶性的不同，恶化的概率十分低，但是发展下去也会造成一定影响。

类型	说明	症状
胃息肉	胃黏膜局限性良性隆起病变，是凸出于胃黏膜表面的良性隆起性病变，表面常较光滑。大体可以分为胃底腺息肉、腺瘤性息肉、增生性息肉、特殊息肉	症状并不明显，有的可有上腹部轻微疼痛或不适，厌食、消化不良以及腹泻等症状，一般通过胃镜可以发现，少数有癌变的可能
胃平滑肌瘤	胃平滑肌瘤是最常见的胃良性肿瘤，中年以上多发。该肿瘤一般在胃体部，其他部位也会存在。肿瘤表面常常会有大小不一、深浅不同的溃疡出现	会导致胃出血和粪便隐血试验阳性
胃纤维瘤	胃纤维瘤可以发生在胃的任何部位，常常会在黏膜下发现。主要由纤维结缔组织构成，呈球状或椭圆状，内部有时会发现钙化灶，部分带蒂，质地一般较硬	胃部不适、胃痛、胃胀甚至胃出血等
胃脂肪瘤	发病率低，进展缓慢，极少恶变，预后良好。胃脂肪瘤多见于中年人。可发生于胃体和胃窦，以胃窦部多见，90%源于黏膜下生长，肿瘤向胃腔凸出形成胃内型；10%于浆膜下生长，向胃外腹腔内凸出形成胃外型	上腹饱胀不适、疼痛、间歇性呕吐、呕血、黑便、幽门梗阻
胃血管瘤	比较罕见	症状与常见胃病症状相似。一般症状程度与肿瘤大小、部位等有关

115^招 胃恶性肿瘤的表现类型

胃恶性肿瘤，包括胃肉瘤、胃癌、转移性胃癌、胃淋巴瘤等。胃恶性肿瘤早期症状通常不明显，常被误诊为普通疾病，到中、晚期出现较为明显的症状时才被检查出来，治疗难度大。

👆 类型	💡 说明	📢 症状
胃肉瘤	胃肉瘤是发生于胃黏膜下间质的非上皮性恶性肿瘤，发生率低，占胃部恶性肿瘤的 1%~3%，以恶性淋巴瘤最多见，胃平滑肌瘤次之，其他如黏液肉瘤、纤维肉瘤、血管肉瘤、恶性神经鞘瘤等均极少见。胃肉瘤可发生于胃壁各层，多发生在胃大弯、胃小弯，其次是胃体前、后壁及胃底，很少发生在幽门部	主要症状为上腹部不适和疼痛，疼痛与胃溃疡相似，但无周期性
胃癌	胃癌是源自胃黏膜上皮的恶性肿瘤，占胃恶性肿瘤的 95%。胃癌是威胁人类健康的一种常见病	早期胃癌多无症状或仅有轻微症状。当临床症状明显时，病变已处晚期
转移性胃癌	主要表现为一种癌症发生局部或者远处的转移和浸润的情况，大多数发生于局部	如果胃癌病灶转移到了腹膜处，就可能引起腹水。如果胃癌转移局限在胃壁内，到达幽门处会形成幽门梗阻，患者会无法进食，并有腹痛、腹胀、恶心、呕吐的消化道梗阻症状
胃淋巴瘤	胃恶性淋巴瘤指原发于胃而起源于黏膜下层淋巴组织的恶性肿瘤，也可为全身恶性淋巴瘤的一部分	胃淋巴瘤早期无特异性症状，常误诊为胃溃疡和胃癌。最常见症状为上腹痛，可伴有恶心、呕吐、体重下降、消化道出血、贫血等症状

116^招 胃癌的表现及诱因

胃癌病死率高，发病年轻化

我国属于胃癌高发的国家，近年来发病率和死亡率都呈上升趋势。早期胃癌可以治疗，中期胃癌可以控制，但是对于胃癌晚期患者而言，治疗效果很差，会严重影响寿命，因此胃癌患者的死亡率较高。

早、中期症状不明，晚期不易治疗

发展阶段	主要症状
早期	早期症状不明显，少数患者会有类似于胃炎的腹胀、上腹疼痛、食欲减退等症状，极易被忽视
中期	较明显的上腹疼痛，或者乏力、贫血等症状
晚期	上腹部疼痛加剧，可伴有出血，表现为呕血、黑便等症状

哪些人易得胃癌

1 患有胃部疾病者。慢性萎缩性胃炎、慢性胃溃疡、胃息肉、胃部分切除者等。

2 饮食习惯不良者。

3 长期酗酒及吸烟者。

4 有胃癌或食管癌家族史者。

5 长期精神压力过大者。

6 长期生活在化学污染环境中的人。

7 幽门螺杆菌感染者。

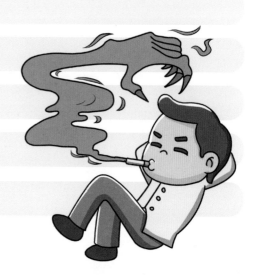

117招 胃部先天性疾病

胃部先天性疾病包括新生儿胃穿孔、先天性肥大性幽门狭窄、胃壁内胰腺异位症、胃囊肿、胃憩室等。

类型	说明	症状
新生儿胃穿孔	新生儿胃穿孔为小儿外科罕见的急腹症，起病急，进展快。多发生于出生后头几天的早产儿，多由于先天性发育缺陷导致胃壁肌层薄弱或缺损，也可继发于其他原发病或围产期因素如感染、营养不良等	无典型的临床表现。部分胃穿孔患儿在窒息、肺炎等疾病的基础上发生，因此在早期不易诊断
先天性肥大性幽门狭窄	由于幽门括约肌肥厚、增生，使幽门管腔狭窄而引起的上消化道不完全梗阻性疾病，常见于新生儿。足月儿发病较多，早产儿较少	出生后1~3周开始经常性呕吐，并且多为喷射状呕吐。多数患儿上腹部可触及橄榄大小、稍活动、似软骨硬度的肿物
异位胰腺	胰腺组织异位生长的情况比较少，多发生在胃、十二指肠壁内，为先天性发育异常所致。多在黏膜下层病变	症状不明显，多表现为胃溃疡症状、上消化道出血或幽门梗阻等，有发生癌变的可能
胃囊肿	胃囊肿系指胃壁出现单个或多个囊性肿物，可分为原发性和继发性两种，好发于胃后壁。属于胃畸形的一种，为先天性发育异常所致，比较少见	通常症状不明显，在超声检查中可以发现
胃憩室	先天形成，绝大多数为单发，75%好发于胃后壁邻近贲门处。多见于30~60岁人群	症状为上腹部间歇性隐痛，饭后及平卧时加重

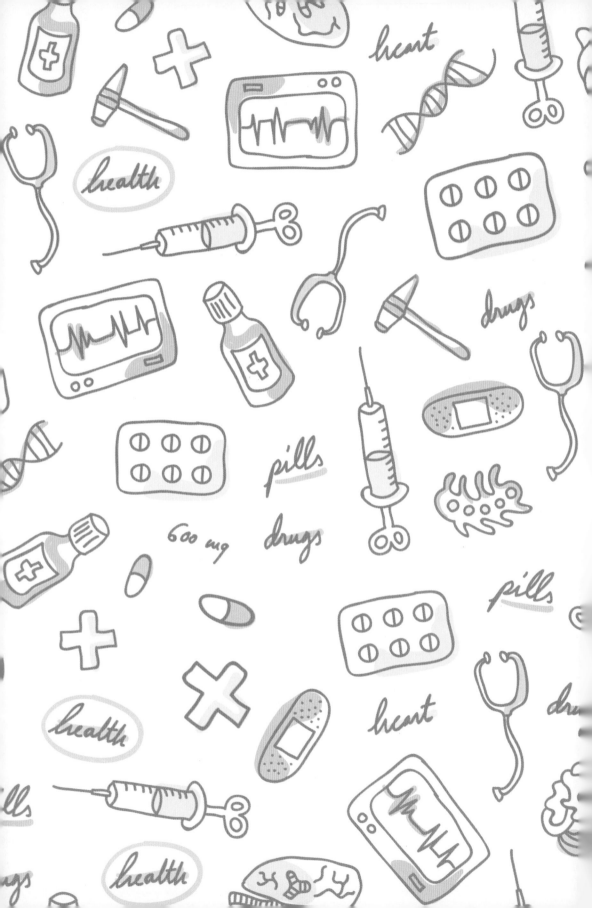

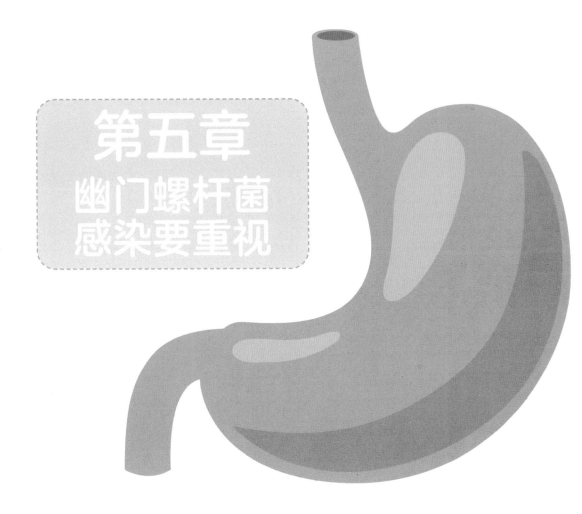

第五章
幽门螺杆菌
感染要重视

当因胃部不适去医院检查时，医生通常会让我们做幽门螺杆菌检测，那么这个检测有必要吗？它和胃病又有什么关系？这一章我们将讲述这个问题。

118^招 幽门螺杆菌，来头不小

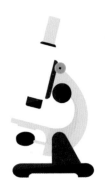

20 世纪 80 年代前，人们普遍认为胃部疾病只是由压力和生活方式所引起的。直到 1982 年 4 月，澳大利亚的两名医师马歇尔和沃伦偶然发现了幽门螺杆菌，他们通过实验证明了幽门螺杆菌会导致慢性胃炎、胃溃疡、十二指肠溃疡甚至胃癌，而幽门螺杆菌导致的胃病是可以治愈的。

随着人类对慢性感染、炎症和癌症之间关系认识的深入，对胃炎、胃溃疡及胃癌的诊断、治疗和预后进入了一个新纪元。这一项化学领域里里程碑式的发现也使得马歇尔和沃伦获得了 2005 年诺贝尔生理学或医学奖。

119^招 顽固的细菌

胃会分泌胃酸，胃酸主要成分为盐酸，正常胃液的 pH 值为 0.9~1.8，不仅可以消化食物，而且可以将大部分细菌杀死。

但是，幽门螺杆菌是个例外，它恰恰喜欢酸性环境，不仅可以在强酸性的胃液里存活，还会大量繁殖并损伤胃黏膜。这也是目前所知道的能够在人胃中生存的唯一微生物。幽门螺杆菌能分泌尿素酶，从而产生氨，所以可以生活在强酸环境下的胃里。幽门螺杆菌不仅喜欢寄居于幽门、胃窦的黏膜上，而且可以存在于牙菌斑中，带菌者的牙垢与唾液中也会含有该菌，极易传染给他人。

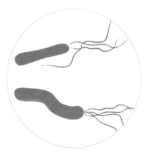

幽门螺杆菌是一种螺旋形微生物，有很多可移动的鞭毛。

120招 逗留胃中危害大

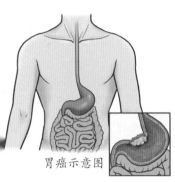

胃癌示意图

幽门螺杆菌在胃中也不是"等闲之辈"，它会释放大量有毒物质，比如尿素酶、磷脂酶、生物胺等，这些毒素能导致胃黏膜上皮细胞坏死、胃黏膜破溃，可引发消化不良、胃炎、十二指肠溃疡甚至胃癌。

早在 1994 年，国际癌症研究机构（IARC）就已将幽门螺杆菌列为胃癌的第一类致癌原。

121招 世界上 50% 的人感染幽门螺杆菌

我国幽门螺杆菌的感染率平均为 59%。在慢性胃炎患者中幽门螺杆菌的感染者达 80%~90%，超过 90% 的十二指肠溃疡和 80% 左右的胃溃疡都与幽门螺杆菌感染直接相关。

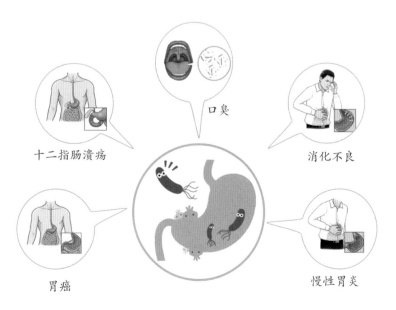

十二指肠溃疡　口臭　消化不良　胃癌　慢性胃炎

122 ^招 人是幽门螺杆菌的传染源

幽门螺杆菌既能在人体内生长繁殖，又能通过粪便、唾液排出体外，传染性非常强，每一个感染了幽门螺杆菌的患者都可能通过聚餐等途径传染给其他人。

从目前研究来看，幽门螺杆菌仅在灵长类动物和雪貂中有自然感染。从猴、猪、猫、狗等动物胃内也能分离出幽门螺杆菌样细菌来，但与人类携带的有些差异，因此人类幽门螺杆菌的传染源可能只有人类本身。

分餐制在我国并不普及，这为幽门螺杆菌的传播提供了有利条件。家庭成员之间传播非常普遍。因此，当一个人查出感染幽门螺杆菌时，家人也需要去检查是否感染。

123 ^招 幽门螺杆菌的传播途径

幽门螺杆菌的传播途径主要是人—人直接传播和从环境中感染两种，在家庭成员、情侣、周围人之间都可发生传播。

人—人直接传播	从环境中感染
共餐，且没有实行分餐制。一人感染，全桌遭殃	感染者呕吐物或粪便排出后未进行妥善处理，污染饮水或食物
亲吻。交换唾液（含有细菌）是幽门螺杆菌感染最直接的方式	
共享餐具、共享牙刷、口杯等，是幽门螺杆菌感染的危险途径	

124^招 易感人群：保护孩子

儿童年龄小，抵抗力弱，极易感染，儿童期为幽门螺杆菌感染的高发期。儿童的胃壁比较脆弱，感染幽门螺杆菌后极易引发溃疡、萎缩性胃炎等疾病。因此，防范儿童感染幽门螺杆菌尤其重要。

嚼碎了喂孩子，不可以

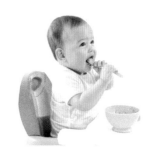

孩子的牙齿还未长齐的时候，有的大人会喜欢将饭菜嚼碎了喂孩子吃，这是非常不卫生的做法，这样不仅会传染幽门螺杆菌，而且容易导致儿童患牙周炎等疾病。嚼碎了喂孩子，还使食物的营养受损，不利于儿童的成长发育。

对于 6 个月以上、牙没长齐的婴儿，可以将蒸熟的南瓜、土豆、米饭等用研磨碗碾碎了喂给孩子吃。肉类则可以用料理机打碎做成肉丸子喂给孩子吃。同时，幼儿园和学校的集体生活也会导致幽门螺杆菌的交叉感染。在儿童进餐时尽量将餐具分开，并且在使用后要高温消毒。平时家长要帮助孩子养成勤洗手、多喝水的好习惯。

不要用嘴巴给孩子食物吹气降温

孩子感到饿的时候通常会很着急，大人对着孩子的碗里吹气降温也不可取，幽门螺杆菌可以通过唾液传播，同时，唾液还会导致其他消化道及呼吸系统的细菌或病毒感染。

正确的做法是将食物提前做好，自然凉至常温再给孩子食用。也可以备一个手持小风扇，当孩子饥饿难耐时用小风扇给食物降温。

同时，亲吻孩子、与孩子共用餐具等也应尽量避免。

大人最好不要亲吻孩子嘴巴，否则易将口腔和鼻咽部的细菌和病毒传染给孩子。

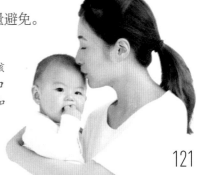

125招 易感人群：这些人需要特别注意

1

饮食不节或劳累过度的人都容易出现脾胃虚弱，胃黏膜防御功能下降，更容易导致幽门螺杆菌感染。

2

有幽门螺杆菌感染家族史的人。一方面有易感染的体质，另一方面，家族聚集也易导致感染。

3

免疫力较低的人。严重贫血或营养不良的人，也易感染幽门螺杆菌。

126招 感染幽门螺杆菌的症状

疼痛

因胃和十二指肠黏膜损伤，有些患者还可能出现反复发作性剧烈腹痛、上消化道少量出血等症状。

泛酸

幽门螺杆菌会诱发胃泌素大量分泌，导致胃酸过多，表现为泛酸和烧心。

早饱

进食后上腹部饱胀、不适或疼痛，或者伴随打嗝、腹胀、泛酸和食欲减退等情况。

口臭

幽门螺杆菌在牙菌斑中生存，引发口腔感染，可能导致口气重，严重者往往还有一种特殊口腔异味，无论如何清洁，都无法去除。

127招 呼口气，就知道有没有被感染

检查是否感染幽门螺杆菌，主要有两种方法：一种是胃镜检查，这种方法用得比较少；另一种就是尿素呼气试验。

尿素呼气试验的检测过程是，被检测者空腹或在餐后2小时，先往袋子里吹一口气，再服用碳-13或碳-14，约30分钟后，再次吹一口气，对吹出的气体进行检测从而判断是否感染，这个方法无痛苦、无创，方便快捷，被广泛使用。

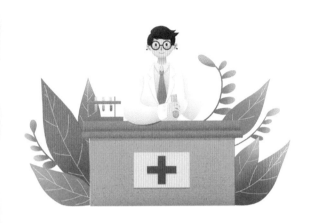

128招 感染幽门螺杆菌离胃癌有多远

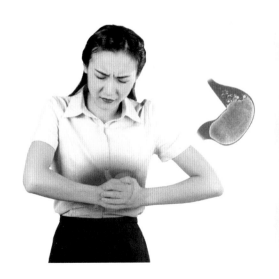

感染了幽门螺杆菌，如果不治疗，有可能会发展成胃癌，但并不是说感染幽门螺杆菌就会患胃癌，胃癌往往是和其他的胃部疾病一起导致的。

但是，在患者得了胃炎、胃溃疡到癌前病变，再一步步发展到胃癌的过程中，幽门螺杆菌起到了重要的推动作用。

129^招 哪些情况推荐根治 幽门螺杆菌

如果幽门螺杆菌携带者肝肾状态不是很好，也没有明显的消化系统症状，可以选择保守治疗。但是如果有以下几种情况，则需要根治。

1. 患有消化性溃疡、胃黏膜相关淋巴瘤等疾病。

2. 早期胃癌术后、慢性胃炎伴萎缩、糜烂。

5. 需要长期服用非甾体抗炎药。

3. 慢性胃炎伴消化不良。

6. 需长期服用质子泵抑制剂。

4. 有胃癌家族史。

7. 不明原因缺铁性贫血、特发血小板减少性紫癜。

当患者有上述情况，并同时存在幽门螺杆菌感染时，推荐进行根除治疗。

130^招 如何治疗幽门螺杆菌感染

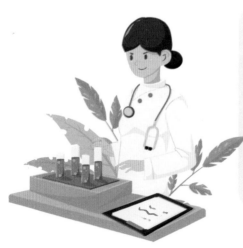

目前，治疗幽门螺杆菌的方案比较成熟，可采用三联、四联以及序贯疗法，也就是用抗生素杀死细菌。但是抗生素治疗对人体会产生一定的不良反应，增加肝肾的代谢负担，并且会破坏肠道菌群的平衡。因此治疗应遵医嘱，需要医生综合评估。

131招 如何预防幽门螺杆菌感染

1 仔细刷牙。幽门螺杆菌可在牙菌斑和龋齿上生长繁殖,仔细刷牙可以减少牙菌斑形成、预防龋齿。

2 养成良好的饮食卫生习惯。少去不卫生的地方进餐;不可将食物嚼碎了喂孩子;家庭餐具洗完后注意消毒;多使用公筷、公勺,尽量实行分餐制。

3 定期检查幽门螺杆菌感染。

4 勤洗手,生食瓜果前清洗干净。

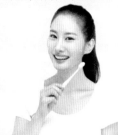

5 呕吐物、粪便及时清理,以防造成环境污染。

感染了幽门螺杆菌,就算已经治愈,也有复发和再次感染的可能。如果当下不用治疗,则更需注意胃的养护,保证胃健康,预防并发症。

132招 实行分餐制好处多

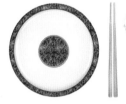

预防幽门螺杆菌最有效的措施是执行分餐制。分餐制不仅可以有效减少幽门螺杆菌的传播,而且可以有效降低乙肝等疾病的发病率。

执行分餐制,还有助于合理分配进食的膳食种类和比例,很直观地看到每个人吃了多少。

千百年来,中国人习惯了共餐制,一家人在一起团团圆圆地吃饭,这样比较有氛围,尤其是节日期间的共餐早已成为生活中不可缺少的仪式。实行分餐制会比较难,但是可以在餐桌上设置公勺、公筷等,以减少交叉感染。

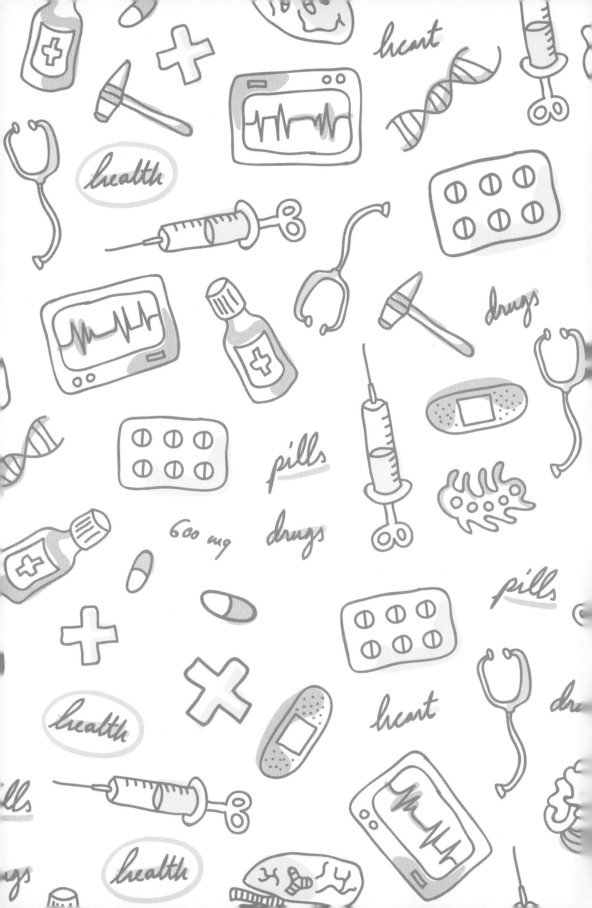

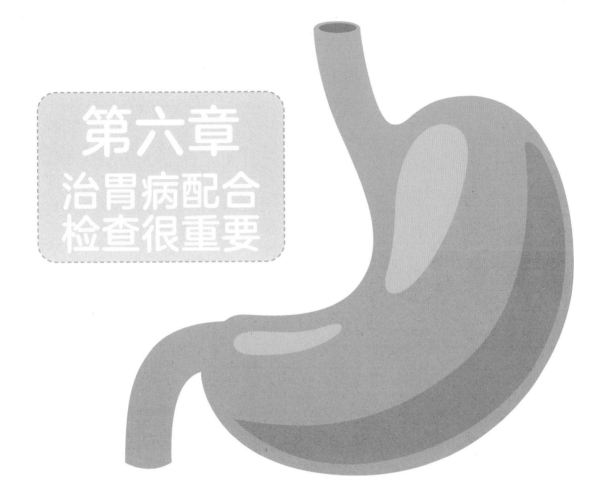

第六章
治胃病配合
检查很重要

胃镜检查，是指借用一根纤细、柔软的带有内窥镜的管子由嘴伸入受检者的食管、胃、十二指肠，以观察受检者上消化道健康状况的医学检查方法。因检查过程有可能让受检者感到恶心、干呕，常常被患者拒绝。但是胃镜是诊断消化道疾病最有效的检查手段，因为胃镜检查比较直观、清晰、全面，且诊断率非常高，具备消化道造影等其他胃部检查所不可替代的优势。随着医疗技术的进步，无痛胃镜也开始广泛使用。

133招 胃镜检查为什么难受

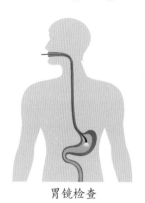

胃镜检查

　　胃镜检查是将一条直径大约 1 厘米的、柔软的、带内窥镜的光导纤维管由喉咙伸入胃中，再通过内窥镜将胃部情况传到电脑屏幕上，以便医生实时观察胃部情况，并可以同时进行活体病理学和细胞学检查。

　　胃镜检查是一种侵入性的器械检查，当纤维管经过咽喉时，会引发咽反射并有呕吐的感觉，患者会感到不适。

134招 胃镜检查可发现早期胃癌

1. 可以通过内窥镜直接观察食管、胃以及十二指肠黏膜有无炎症，有无糜烂、溃疡、肿瘤等病变。

2. 可以对可疑病变取活体，送病理学检查，以便协助诊断。

3. 可以镜下止血，对出血病变部位进行止血治疗。

4. 检查的同时，可钳取异物、电凝切息肉。

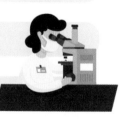

5. 比较大的良性肿瘤和早期癌变，也可以在胃镜下进行操作。

　　胃镜检查已经成为诊断食管、胃和十二指肠疾病最可靠的方法；胃镜还可以发现早期胃癌。

135招 哪些人需要做胃镜

若是有以下情况，则建议前往正规医院进行胃镜检查。

1 持续呕吐、烧心、打嗝、泛酸，或有较明显的腹部饱胀感。

2 经常感到吞咽困难、上腹部疼痛。

3 持续性的不明原因呕血、大便呈黑色、不明原因腹痛，建议考虑胃肠镜一起检查。

4 肝硬化等疾病患者，需完善食管、胃底等并发症评估。

5 胃癌、食管癌等上消化道肿瘤术后，需定期随访。

6 有胃癌家族史，直系亲属得过胃癌。

7 历史检查显示有高危因素的患者，需要定期进行胃镜检查，以便及时发现胃癌。

136招 做胃镜是否安全

胃镜检查一般都很安全，对大部分患者来说，诊断清楚明确，治疗快速有效，带来的好处远远多于坏处。理论上胃镜有引发胃穿孔、感染，以及肺部、心脏等并发症的风险，但是在临床实践过程中，发生不良事件的概率极低，绝大多数患者都能很顺利地完成检查。

无痛胃镜检查使用的静脉麻醉药剂量小、起效快，很快就能代谢排出，并不会留下任何后遗症，不会影响记忆力和智力。

137 ^招 普通胃镜与无痛胃镜怎么选

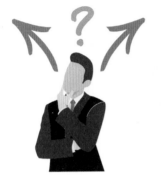

选择普通胃镜还是无痛胃镜，需要因人而异。如果耐受性比较好，不易犯恶心，可以选择做普通胃镜。如果比较容易犯恶心，最好选择无痛胃镜。

另外，不符合麻醉条件或患有其他高危疾病不适合无痛胃镜的情况，那就只能选择做普通胃镜了。具体情况还需要经过医生全面的评估来决定。

胃镜方式的选择需要由医生对患者的实际情况评估后决定。

⭐特点	普通胃镜	无痛胃镜
准备	若检查安排在上午，检查前一天晚饭后就不要吃东西了。检查安排在下午，早饭可吃流质或少渣食物，午饭禁食	提前 4~6 小时禁食禁水，要有家属陪同，做完后不能开车
过程	胃镜管由嘴进入，有明显的恶心感，鼻涕、眼泪会流出	整个过程，患者都在睡眠状态中，什么都不知道
可能产生的损伤	内窥镜容易碰到胃黏膜，造成损伤、出血	内窥镜造成的损伤机会很少
效果	患者恶心时，胃会收缩，影响观察	方便医生仔细观察，必要时可做活检
风险	只需局部口咽麻醉，风险较小	麻醉意外、胃黏膜受损

138 招

哪些人不适合做无痛胃镜

无痛胃镜具有很多优势，然而并不是所有人都适合做无痛胃镜，这也是为什么在做胃镜检查前医生通常需要对患者进行抽血化验，做肝功能检查和传染病筛查。

以下人群不适合做无痛胃镜。

1 严重的冠心病以及心肌损伤患者。

2 出血性休克患者。

3 食管狭窄、贲门部狭窄、幽门部狭窄的患者。

4 体质极度衰弱的患者。

5 急性食管炎、支气管哮喘发作。

6 急性咽炎、扁桃体炎患者。

7 精神不太正常的患者。

8 胃潴留患者。

9 主动脉瘤患者。

10 肺炎或者其他感染性疾病，伴有高热症状的患者。

139 招

舒适的胃镜

胃镜检查带来不适，主要是恶心、呕吐带来的不适，并非剧烈的疼痛。如果医生技术娴熟，动作轻柔，并且沟通到位，可使患者心态放轻松，保持正确的深呼吸法，就能很大程度地减轻不适。

还有一种舒适胃镜，即经鼻胃镜。所使用的光导纤维管非常细，只有普通胃镜的一半，并且特别柔软。由于是从鼻孔处插管，并不经过咽喉，所以患者在做胃镜过程中的不适感大大减轻，还可使医生更细致地观察胃部。

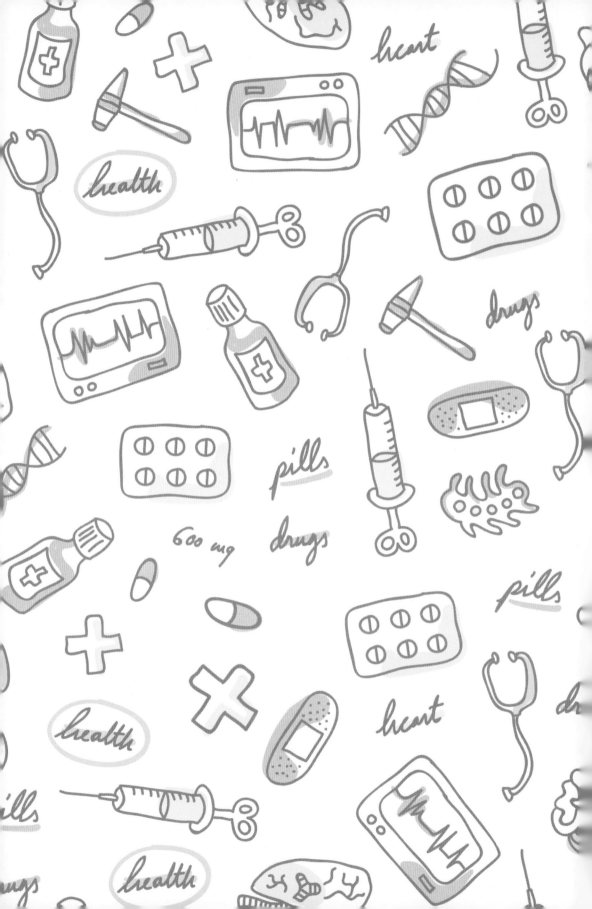

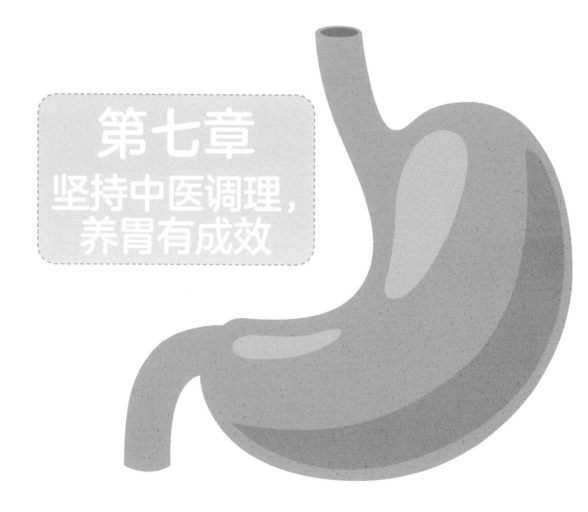

第七章
坚持中医调理，养胃有成效

　　从中医角度来看，人体有十二经脉，是身体五脏六腑及身体各部位健康与否的晴雨表，经常按摩和刺激经脉上的穴位，可以起到对脏器的保健作用。通过按摩来调理脾胃，成本低，操作简单。

140^招 穴位按一按，轻松护脾胃

按摩以经络学说为理论基础

按摩是以中医的五脏六腑、十二经络学说为理论基础，用手或器械对人体穴位、经络等对应的身体表面部位进行摩擦、揉捏或敲打，以达到缓解疲劳、扶正祛邪、防病治病等目的的方法。

通过按摩调理脾胃

按摩脾胃对应穴位，能促进胃肠蠕动和排空，增加胃肠分泌消化液，减轻胃肠瘀血，改善血液循环，有助于脾胃运化，缓解慢性胃炎的症状。

按摩腹部及胃肠相关穴位，对预防及缓解胃肠疾病有益，同时对五脏六腑整个系统的功能协调起到促进作用。

坚持简单的自我按摩也能调理脾胃。将两只手的手掌放在身体两侧，然后由乳房下缘向下推按至侧腰部，以局部发热为准，以起到疏通肝胆经、调畅气机的作用。经常按摩有助于调节肠胃功能，达到养胃、暖胃，调畅中焦气机的作用。

操作简便，使用范围广

按摩因其操作简单、灵活方便、起效快、自己操作几乎没有花费的特点，而被广泛使用。不论男女老少，均可采用不同的施术手法，进行保健按摩。

按摩的禁忌

有以下情况时，不可盲目进行按摩：各种皮肤病患者或皮肤有烧伤、烫伤、擦伤等；发热、感冒时；处于孕期、经期的女性；过饱或过饥状态时；身体过于虚弱的人；有急性传染病，如猩红热、水痘等；有严重的心、肺、肝、肾等脏器疾病等。

141^招 零基础也可学会按摩

按摩很容易掌握，要达到理想的治疗效果，有两个重要前提：一是需要找准穴位，随症取穴；另一个是操作手法得当，用力均匀。用力过猛易导致被按摩者受伤，手法太轻则起不到保健效果。

> 揉、摩、推、拿、点、捏等是按摩中比较常用的手法，按摩前可以在手上适当涂抹一些按摩油或在需按摩部位涂适量滑石粉。

揉
用指腹或指端在穴位上做小幅度回旋揉动，并带动皮下组织一起揉动。

摩
用手指或手掌在皮肤或穴位上进行柔和摩擦。

推
用手指或手掌向前、向上或向外推挤皮肤、肌肉。

拿
用一手或两手拿住皮肤、肌肉，向上提起，随后又放下。

点
用单手手指使劲点按穴位。

捏
用拇指和其他手指在特定部位做对称性挤捏。

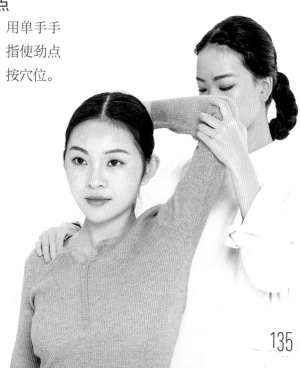

142 招 按揉足三里

按揉足三里可以调动并促使胃经的气血运行，不仅能理脾胃、调中气、和肠消滞、疏风化湿，辅治胃痛、腹痛、胃肠炎等疾病，还有扶正培元、祛邪防病、强身健体的功效。

定位取穴：在小腿前外侧，犊鼻下3寸，犊鼻与解溪连线上。

快速取穴：站位弯腰，同侧手虎口围住髌骨上外缘，余四指向下，中指指尖处即是。

按摩方法：用拇指按揉足三里，每天早晚各坚持按揉200下。

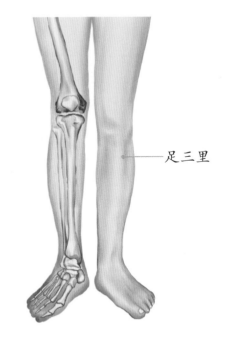

—— 足三里

143 招 坚持揉腹，胃病不扰

胃动力不足的人，胃无法将吃进的食物顺利往下推，很容易在餐后出现恶心、呕吐、腹痛、腹胀等不适。除了从饮食上进行调理，揉腹效果也很不错。经常揉腹可以促进消化和血液循环。

揉腹的方法：排空小便，洗净双手，取站位或仰卧位，全身放松，左手按在腹部，右手叠放在左手上。先按顺时针方向揉腹50次，再逆时针按揉50次。按揉时力度要适中，呼吸自然。此法可以缓解便秘。

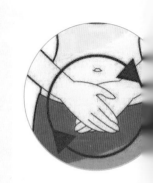

144^招 按摩梁丘，缓解胃痉挛

梁丘是足阳明胃经上的一处重要穴位，经常按揉此穴可有效缓解胃痉挛、腹泻、膝盖疼痛、浮肿、寒证等。梁丘也可以与足三里、中脘顺次按揉，可有效减轻胃痛。

定位取穴：在股前区，髌底上2寸，股外侧肌与股直肌肌腱之间。

快速取穴：坐位，下肢用力蹬直，髌骨外上缘上方凹陷正中处即是。

按摩方法：用大拇指朝大腿方向按压或者揉按1分钟。

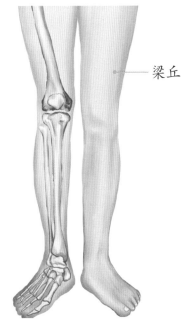

梁丘

145^招 按摩膈腧，宽胸理气

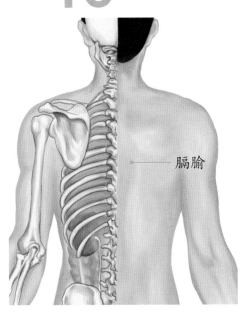

膈腧

呕吐、咳嗽、吐血等都属于气机上逆导致的病症，通过按摩膈腧，可以宽胸理气，缓解症状。常按该穴不仅可以促进血液流通、养血活血，还可以起到和胃、降血压等功效。

定位取穴：在脊柱区，第七胸椎棘突下，后正中线旁开1.5寸。

快速取穴：肩胛骨下角水平连线与脊柱相交椎体处，下缘旁开2横指处。

按摩方法：用拇指点压膈腧1~2分钟，以出现酸痛感为宜。

146^招 按摩胃腧，增进食欲

胃腑的湿热水气由胃腧外输膀胱经，胃腧与魂门顺次按揉，可有效缓解胃寒、积食；胃腧与内关、足三里顺次按揉，可有效缓解恶心、呕吐。孩子不爱吃饭时也可以按摩此穴。

定位取穴：在下背部，第 12 胸椎棘突下，后正中线旁开 1.5 寸。

快速取穴：两髂脊连线椎体处，往上推 4 个椎体，下缘旁开 2 横指处。

按摩方法：用两手掌按压此穴，再以画圈的方法揉按此穴。

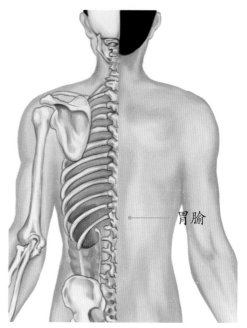

胃腧

147^招 按摩足通谷，缓解胃炎

日常生活中，家庭聚餐、朋友一起喝酒等都可能造成进食过多、消化不良，按摩足通谷可泻热降浊，起到缓解胃痛、调理慢性胃炎的作用，还可清热安神、清脑明目。

定位取穴：在足趾，第五跖趾关节远端，赤白肉际处。

快速取穴：沿小趾向上摸，摸到小趾与足部相接的关节，关节前方皮肤颜色深浅交界处。

按摩方法：用拇指指腹揉按足通谷，每次 1～3 分钟，早晚各 1 次。

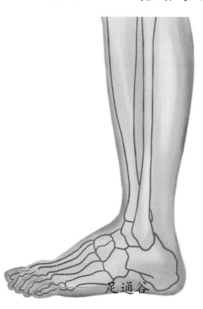

足通谷

148招 按摩胃脘下腧，促进消化

当感觉上腹部疼痛、消化不良时，按摩胃脘下腧，可以有效改善胃部疼痛及消化不良的症状。常按此穴可以起到健脾和胃、理气止痛的作用。

定位取穴：在脊柱区，横平第八胸椎棘突下，后正中线旁开 1.5 寸。

快速取穴：两侧肩胛下角连线与后正中线相交处向下推一个椎体，下缘旁开 2 横指处。

按摩方法：用大拇指指腹推按胃脘下腧，每次 2~3 分钟，每日 2 次。

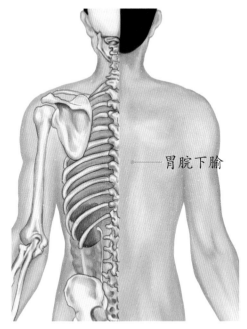

胃脘下腧

149招 按摩中泉，理气宽胸

中泉是上肢部奇穴，在手背上，可以随时随地进行按摩。按摩该穴可以有效缓解胃气上逆，有助于缓解胃痛、胃胀等症状，还能辅助治疗支气管炎、哮喘等。

定位取穴：在腕背侧远端横纹上，指总伸肌腱桡侧的凹陷中。

快速取穴：俯掌，背部腕横纹上，阳溪与阳池连线的中点即是。

按摩方法：用指腹揉按中泉，每次 200 下，经常揉按。

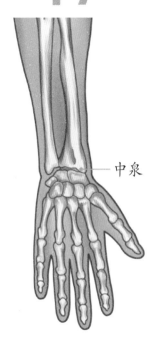

中泉

150招 按摩脾腧，调理胃下垂

经常揉按脾腧可以起到利湿升清、健脾和胃、益气壮阳的作用，对胃下垂、消化性溃疡、脘腹胀痛、胃炎、胃出血等疾病有调理作用。

定位取穴：在脊柱区，第11胸椎棘突下，后正中线旁开1.5寸。

快速取穴：两髂与脊柱相交椎体处，往上推五个椎体，上缘旁开2横指处。

按摩方法：逐渐用力下压脾腧，同时按揉，有酸、麻、胀、重的感觉即可。

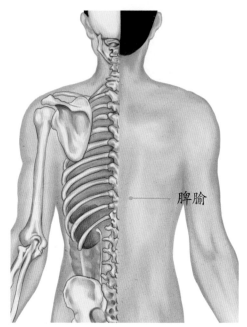

脾腧

151招 按摩内庭，清胃泻火

内庭，意指门内的庭院，起"顺畅通达"的作用，有清胃泻火、理气止痛、清热宁神的功效。常按揉此穴可以改善胃炎、胃痛吐酸、口臭、扁桃体炎等。

定位取穴：在足背，第二、第三趾间，趾蹼缘后方赤白肉际处。

快速取穴：足背第二、第三趾间，皮肤颜色深浅交界处即是。

按摩方法：用手指指尖点按内庭，每次2~3分钟，每日早晚各1次。

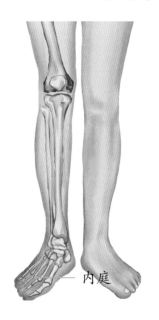

内庭

152^招 按摩内关，宽胸理气

内关属于心包经，按摩内关可以打开人体内在机关，有补益气血、安神养颜的功效。经常按摩此穴，可以健胃补脾，对呕吐、腹痛、腹胀等症状能起到缓解作用。

定位取穴：在前臂前区，腕掌侧远端横纹上 2 寸，掌长肌腱与桡侧腕屈肌腱之间。

快速取穴：微屈腕握拳，从腕横纹向上量 3 横指，两条索状筋之间即是。

按摩方法：按摩此穴 5~10 分钟。

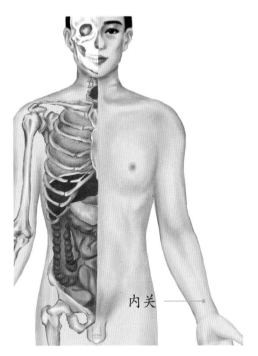

内关

153^招 按摩脚底，调节胃肠分泌

人的足底有脾胃、十二指肠、小肠等反射区，通过对这些反射区进行按摩，可以调节胃肠分泌功能、促使溃疡面愈合，还可以增强胃肠消化吸收能力，减轻胃痉挛，缓解胃部疼痛。

按摩方法：被按摩者取坐位，两脚心相对，左手搓右脚心，右手搓左脚心。多按涌泉、太冲、太溪等穴以及胃、肠反射区。

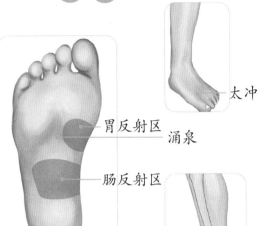

太冲

胃反射区　涌泉

肠反射区

太溪

154 ^招 经常捏一捏，宝宝脾胃和

宝宝因其各脏腑功能发育尚不完善，极易出现呕吐、积食、便秘等脾胃方面的问题。同时因为宝宝年幼，用药更需谨慎，否则易对肝、肾产生不良反应。小儿按摩因其简单易上手、安全、有效、无不良反应的特点，具备独特的优势。

宝宝出现一些轻微消化问题时，可以通过按摩来缓解。同时，也有一些情况需要注意。

适宜的环境

尽量选择在避风、避强光、温度适宜的安静房间，按摩时及按摩后要注意避免风寒，忌食生冷。

注意宝宝的状态

不要在宝宝过饥、过饱时按摩，最好在饭后 1 小时进行。也尽量避免在宝宝睡着时按摩。如果宝宝情绪比较激动，则需先安抚再进行按摩。

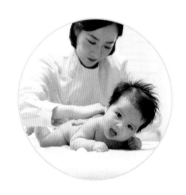

手法轻一点

为宝宝按摩时需要注意安全，宝宝皮肤娇嫩，手法轻一点，不要急躁，随时观察宝宝的反应。

按摩一般以每次 5~15 分钟为宜，不适合一次按摩太长时间。按摩以宝宝感觉舒适为宜。

155^招 捏捏宝宝小手好处多

按摩宝宝手上的穴位，可以缓解宝宝积食、腹胀、便秘等症状。

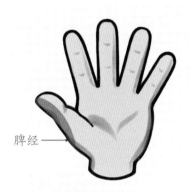

脾经

推脾经：宝宝大拇指外缘侧，自指尖推向指根，反复推 300 次。

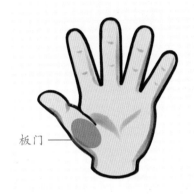

板门

揉板门：用拇指在宝宝大鱼际隆起处点揉 100 次。

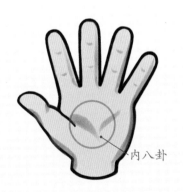

内八卦

运内八卦：以手掌中心为圆心，以圆心至中指指根 2/3 为半径，顺时针方向运 300 次。

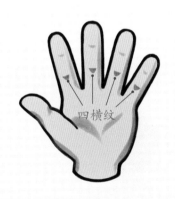

四横纹

掐揉四横纹：用拇指指甲逐个掐揉四横纹，掐 1 次揉 3 次。四横纹在手掌面，食指、中指、无名指和小指第一指间关节横纹处。

156 ^招 小儿疳积，捏脊就见效

有些宝宝瘦弱、大便泄泻而酸臭，这多是消化不良导致营养吸收不好造成的。为宝宝捏脊可以刺激督脉和膀胱经，调理胃肠功能，缓解积食、消化不良等情况，从而提高宝宝免疫力。

捏脊的操作方法：

1 可以两手同时进行，用食指及拇指提捏脊椎旁开 1.5 寸处，由尾椎开始向颈椎有规律地捏。最好不要中途间断，以利经气流通。

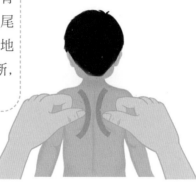

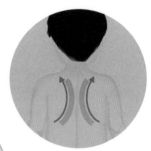

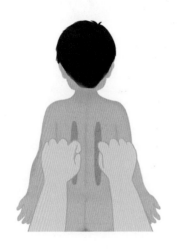

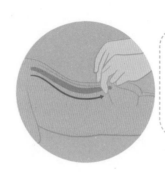

2 反向由颈椎往下捏至尾椎。一上一下为一次，每晚临睡前捏 5~7 次。

157 ^招 宝宝不爱吃饭，这样按

有很多宝宝不爱吃饭、喜吃各种零食，可以通过按摩使经络得以疏通，起到增强食欲、提高免疫力的作用。

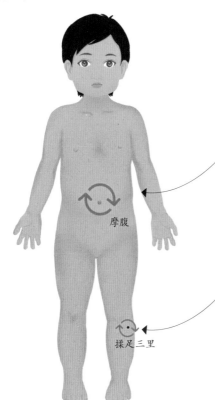

摩腹

揉足三里

摩腹

宝宝仰卧，全身放松，大人将手放于宝宝腹部，以手心对肚脐，顺时针摩100次，可润肠通便；逆时针摩100次，可止泻。

揉足三里

宝宝仰卧，腿微屈，大人以两拇指指腹放于宝宝足三里处，力度以皮肤稍凹陷为宜，顺时针方向揉5~6分钟。

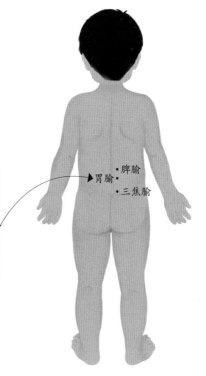

胃腧
·脾腧
·三焦腧

按揉脾腧、胃腧、三焦腧

宝宝俯卧，大人将食指、中指、无名指并拢分别放于脾腧、胃腧、三焦腧，力度以皮肤凹陷1~2毫米为宜，按揉2~3分钟，先左侧，后右侧。

158^招 中药养生歌诀

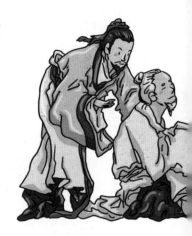

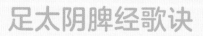

足太阴脾经歌诀

补脾人参绵黄芪，扁豆白术共陈皮。

莲子山药白茯苓，芡实苍术甘草宜。

泻脾之药用枳实，石膏大黄青皮奇。

温脾官桂丁藿香，附子良姜胡椒粒。

滑石玄胡凉脾药，白芍升麻引入脾。

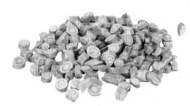

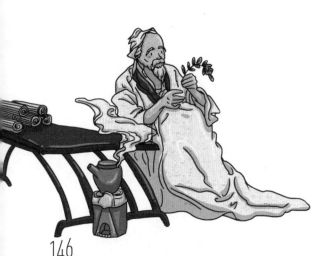

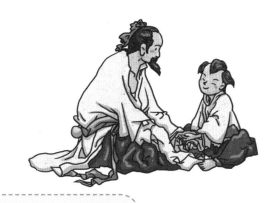

足阳明胃经歌诀

补胃必须苍白术，半夏扁豆绵黄芪，

芡实莲肉共百合，山药还加广陈皮。

温胃火、亦如脾，再加一味南枳实，

更添芒硝和大黄，多加石膏泻更急。

温胃木丁与藿香，益智吴萸及良姜，

香附白肉草豆蔻，厚朴胡椒生干姜。

凉胃葛根条黄芩，滑石黄连玄花粉，

知母连翘石膏斛，栀子升麻竹茹寻，

十三味药凉胃火，白芷升麻引胃药。

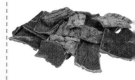

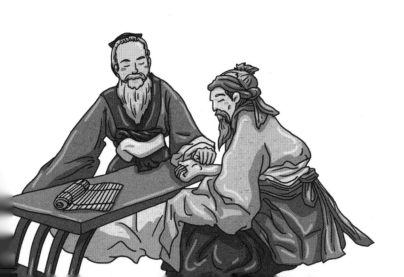

159 ^招 石斛:益胃生津,滋阴清热

石斛味甘、性微寒,归胃、肾二经,可生津养胃,是滋补佳品。石斛有很多种,以铁皮石斛药性最佳。

🚫 **禁忌:** 石斛易助湿,故湿温未化燥者忌用;脾胃虚寒者忌用;舌苔厚腻、便溏者也应慎用。

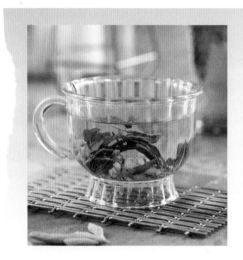

石斛麦冬茶

原料: 石斛 15 克,麦冬 10 克,绿茶 5 克。

做法: 将石斛、麦冬和绿茶一并放入茶杯内,用沸水闷泡 10 分钟。

养生功效: 养阴清热、生津利咽。

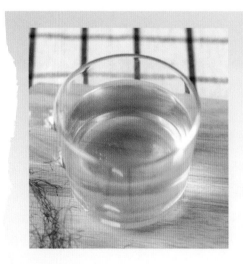

石斛玉米须茶

原料: 石斛、芦根、玉米须各 5 克。

做法: 1. 将准备好的材料放入水中,大火烧开,转小火熬煮 20 分钟。2. 滤渣取汁,代茶饮。

养生功效: 养阴清热、利尿。

160招 芡实：补脾止泻，祛湿止带

芡实，又名鸡头米，为睡莲科植物芡的果实，生长于池塘、湖沼中。其果实成熟后，进行干燥等程序炮制而成调理脾胃的中药。

🚫 **禁忌**：因芡实不易消化，故婴幼儿及消化不良的人不宜多食；芡实可利尿排湿，故上火、肝火过旺的人不宜多食。

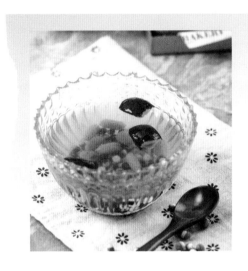

花生芡实汤

原料：芡实 2 克，花生米 10 粒，红枣适量。

做法：1. 将花生米与芡实用清水浸泡 30 分钟；红枣洗净，去核，切块。2. 所有食材用大火煮开，转小火炖 20 分钟至熟透即可。

养生功效：改善肠胃功能，适合体虚的产妇、老年人等。

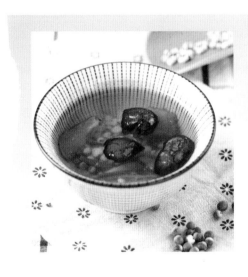

开胃健脾六宝汤

原料：海底椰、芡实各 5 克，红枣 3 个，虫草花、薏米各 3 克。

做法：1. 所有材料用清水浸泡 1 小时。2. 将备好的材料放入锅中，用小火熬煮 1 小时即可。

养生功效：调理脾胃、生津润肺、益气补脾，尤其适合孩子食用。

161招 砂仁:和胃醒脾,辅治胀气

砂仁有温脾止泻、理气安胎、化湿开胃的作用;砂仁还可调理胃炎,对胃痛、打嗝、泛酸等有缓解作用。

⊘ **禁忌**:对砂仁过敏者禁用;阴虚火旺、咽痛、气虚肺满等情况禁用;孩子、孕妇慎用。

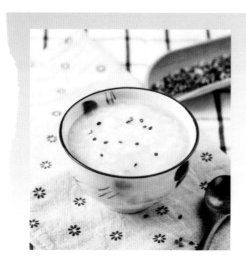

砂仁粥

原料:砂仁1克,大米50克。

做法:1. 将砂仁捣碎为细末备用。2. 将大米下锅煮粥,待粥将熟时,调入砂仁末,稍煮即可。

养生功效:健脾胃、助消化。适用于食欲不振、消化不良。

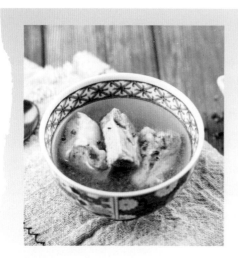

砂仁排骨汤

原料:砂仁5克,排骨400克,盐适量。

做法:1. 砂仁泡水5~10分钟;排骨焯水。2. 砂仁与排骨放入锅中,注入清水,炖煮1小时即可。

养生功效:可有效改善脾胃虚寒。胃部泛酸者不宜食用。

162^招 木香：行气止痛，健脾消食

木香性温，味辛、苦，归脾、胃、大肠、三焦、胆经，有行气、止痛、和胃、健脾、助消化的功效，对上腹部胀气、恶心、呕吐、腹泻、食欲不振等有食疗作用。

🚫 **禁忌**：孕妇慎用；木香性温，能伤阴助火，故阴虚火旺者慎用；胃气虚弱及阴虚津液不足者慎用。

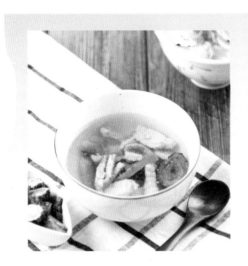

木香陈皮肉片汤

原料：瘦肉片100克，陈皮丝、木香各3克，盐、食用油各适量。

做法：1. 将瘦肉片焯水捞出；陈皮丝、木香浸泡10分钟。2. 备好的材料下锅炖煮30分钟，出锅前加适量油、盐调味。

养生功效：可调理脾胃，辅治消化不良。

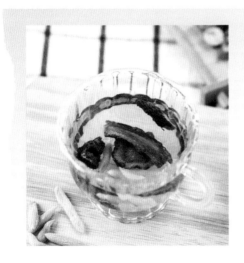

木香麦冬饮

原料：木香5克，麦冬10克。

做法：1. 将木香、麦冬用清水浸泡20分钟。2. 放入锅中煮15分钟，去渣取汁饮用。

养生功效：养胃生津、行气止痛，可调理慢性胃炎。

163^招 党参：补脾肺之气

党参性平、味甘，归肺、脾经，可补脾肺之气。由脾气不足引起的消化不良、体虚、倦怠、食少便溏等症状，都可服用党参来调理。

⊘ **禁忌**：热性体质、湿热体质以及肝火旺盛体质者最好不要食用；党参可补虚，适用于体虚的人，没有虚证不宜服用。

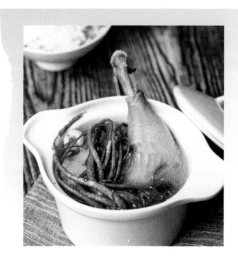

党参鸡腿汤

原料：鸡腿 500 克，玉米 200 克，党参、虫草花、姜片、盐各适量。

做法：1. 鸡腿洗净；玉米洗净，切段；党参、虫草花洗净。2. 高压锅内放适量水，把洗好的鸡腿、玉米段、党参、虫草花和姜片一起放进锅中，加适量盐，炖煮 40 分钟即可。

养生功效：补脾健胃。

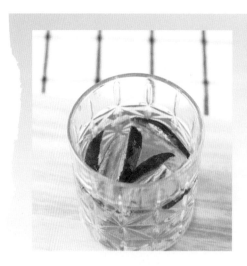

党参红枣茶

原料：党参 5 克，红枣 3 个。

做法：1. 红枣洗净，去核，切片。2. 将党参与红枣片一起煮汤饮用。

养生功效：健脾和胃、补中益气。

164^招 茯苓：健脾和胃，除湿利水

茯苓味甘、性平，有健脾和胃的功效，能除湿利水，对改善脾虚气弱效果明显。此外，它还具有宁神安心的功效。

🚫 **禁忌**：体质虚寒、气虚下陷者慎用；肾虚、尿频或虚寒滑精者慎用。

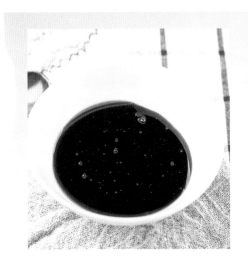

六物膏

原料：山楂干 15 克，鸡内金 3 克，冰糖 50 克，山药 10 克，茯苓、陈皮各 5 克。

做法：将所有材料浸泡 2 小时，放入锅中加水熬汤，滤渣取汁，熬煮成浓稠的汤汁即可。

养生功效：助消化，可缓解厌食、积食、腹胀等症状。

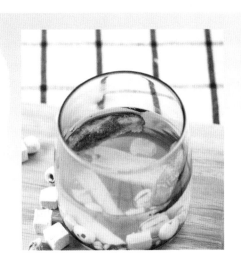

茯苓芡实汤

原料：蜜枣、茯苓各 7 克，芡实、莲子、干山药各 5 克。

做法：将备好的材料放入砂锅中，浸泡 20 分钟再开火煮开，即可饮用。

养生功效：清内热、祛脾湿。

165^招 白术：健脾益气，燥湿利水

白术,性温,味甘、苦,具有健脾益气、燥湿利水的功效。主治脾胃气弱、不思饮食、倦怠少气、虚胀、泄泻。生白术燥湿利水,炒白术补气健脾。

🚫 **禁忌：**白术性温燥,口燥咽干、干咳带血、久病伤阴少津、外感热病者均不宜使用。

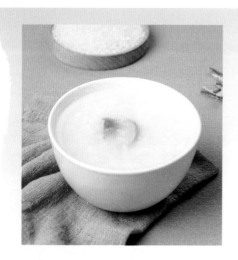

白术陈皮粥

原料：大米 50 克,炒白术 10 克,陈皮 5 克。

做法：1. 白术和陈皮用清水略洗；大米洗净。2. 把炒白术和陈皮放入砂锅,加入足量清水,用大火煮开。3. 转小火,加入大米,小火熬至粥熟即可。

养生功效：健脾益气。

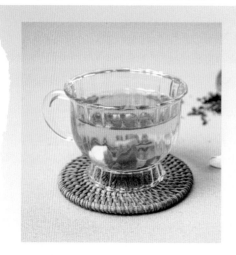

茯苓白术茶

原料：茯苓 5 克,炒白术 3 克,花茶 2 克。

做法：1. 将全部原料放入杯中。2. 杯中加入 200 毫升开水,泡 5 分钟即可。

养生功效：健脾运湿。

166^招 黄芪：补气升阳，利水退肿

黄芪有补中益气的作用，其味甘、微温，归脾、肺经，具有补气升阳、利水退肿等功效。可以改善脾胃虚弱、食欲不振、食少便溏、肢体无力等症状，还可调理胃下垂、脾虚所造成的便血等。

🚫 **禁忌**：表实邪盛、气滞湿阻、食积内停以及阴虚阳亢、有化脓性疾病的人都不宜多食。

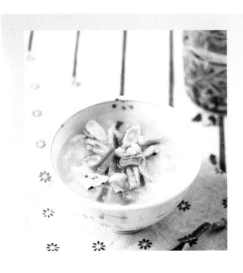

黄芪陈皮粥

原料：黄芪 10 克，陈皮 3 克，大米 50 克。

做法：1. 陈皮洗净，切丝。2. 将黄芪加水适量煎取浓汁，滤去渣。3. 黄芪水里加入大米煮成粥，再加入陈皮丝煮沸，静置片刻即可。

养生功效：益气润肠、滋阴健脾。

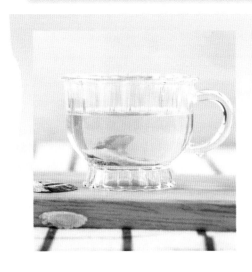

黄芪蜜茶

原料：黄芪 5 克，蜂蜜适量。

做法：1. 将黄芪剪碎，放入锅中，加适量清水大火烧开，转小火煮 15 分钟。2. 待汤汁凉至温热，加蜂蜜调匀即可。

养生功效：润肠通便、补气升阳。

167^招 莲子：补益脾肺，益气生津

莲子为植物莲的干燥成熟种子，性平，味甘、涩，归脾、肾、心经，可以补脾止泻、益肾涩精、养心安神，改善脾虚久泻、遗精带下、心悸失眠的症状。

 禁忌：适量短期地服用，一般没有特别禁忌。

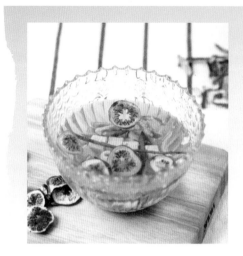

开胃理气汤

原料：无花果6克，芡实、莲子各5克，太子参3克，茯苓、陈皮各7克。

做法：1. 将所有食材浸泡1小时，无花果切片。2. 加适量水用砂锅炖煮1.5小时即可。

养生功效：调理脾胃、助消化吸收。

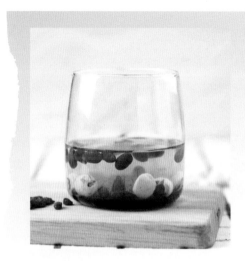

莲子枸杞子茶

原料：枸杞子10克，莲子30克。

做法：1. 将莲子浸泡30分钟。2. 莲子下锅煮至熟软，盛入杯中，加枸杞子浸泡即可饮用。

养生功效：补中益气、改善睡眠。

168^招 陈皮：可治脾胃虚寒

陈皮性温，味辛、苦，具有行气健脾、降逆止呕、调中开胃、燥湿化痰的功效。脾胃虚寒的人可以在烹制肉食时放入少许陈皮，有助于消化。

🚫 **禁忌**：有热证的人比如舌头红、口干、咽干者慎用。

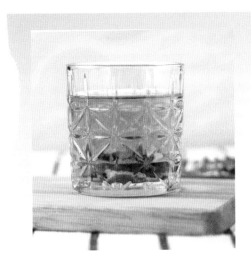

陈皮茴香茶

原料：陈皮 15 克，小茴香 5 克。

做法：1. 将小茴香放入锅中，小火炒制至焦香。2. 放入陈皮，加适量清水煮沸，取汤汁代茶饮。

养生功效：理气解郁、健脾和胃。

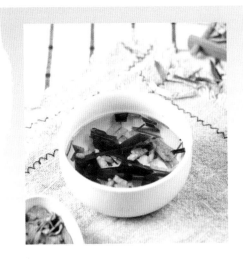

陈皮竹叶茶

原料：陈皮 10 克，干竹叶 1 克，冰糖适量。

做法：1. 将干竹叶泡 10 分钟。2. 竹叶和陈皮一同放入锅中，加适量清水，小火煮沸，加适量冰糖调味即可。

养生功效：利水消肿、健脾祛湿。

169^招 胡椒:健脾益气，补血养血

胡椒味辛，性热，归胃、大肠经，具有温中散寒，祛除胃寒、宽胸理气的功效，可以用于辅治胃寒引起的胃痛、呕吐、腹泻等症状。

🚫 **禁忌：** 消化道溃疡、咳嗽咯血、痔疮、咽喉炎症、眼疾患者慎食。

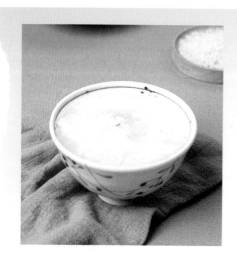

胡椒粥

原料： 白胡椒粉3克，姜10克，大米50克。

做法： 1. 将大米洗净；姜洗净去皮，切成片。2. 将大米和姜片倒入锅中，加水煮成粥。3. 出锅前加入白胡椒粉即可。

养生功效： 温阳驱寒。

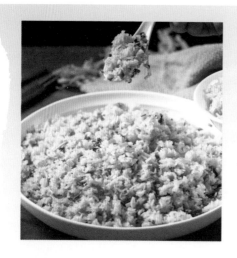

黑胡椒炒饭

原料： 熟米饭200克，鸡蛋1个，小白菜20克，葱花、黑胡椒粉、食用油、盐各适量。

做法： 1. 小白菜洗净切碎；鸡蛋炒熟盛出；米饭压散。2. 热锅下油，放入米饭、鸡蛋、小白菜碎、葱花翻炒片刻，临出锅加黑胡椒粉、少许盐调味即可。

养生功效： 温阳驱寒。

170^招 藿香:祛暑解表,温胃止寒

藿香味辛、性微温,归脾、胃、肺经,能祛暑解表、芳香化湿,可以缓解胃寒引起的恶心、呕吐、腹泻、口臭、胃痛等症状。

⊘ **禁忌**:胃热引发作呕、中焦火盛人群慎用。

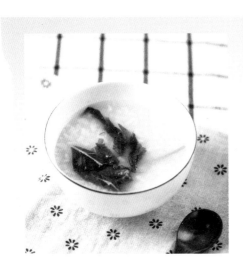

藿香粥

原料:鲜藿香叶5克,大米50克,白糖适量。

做法:1. 将藿香叶洗净,煎汁待用。2. 锅加适量水,放大米煮成粥,加入藿香汁再煮一会儿,放入白糖搅匀即可。

养生功效:适用于食欲不佳、消化不良等。

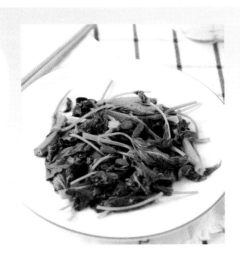

凉拌藿香

原料:藿香嫩叶250克,枸杞子、盐、酱油、香油各适量。

做法:1. 将藿香嫩叶洗净,入沸水锅焯烫断生。2. 捞出,挤干水分放盘中,加入枸杞子、盐、酱油、香油,拌匀即可。

养生功效:祛湿消暑。

171招 枳实：消积导滞

枳实性寒，味苦、辛酸，归脾、胃经，具有化气、消积导滞的功效。可以促进胃肠蠕动，改善胃动力。

🚫 **禁忌**：脾胃虚弱的人、孩子及孕妇慎用；气虚、久病的人慎用。

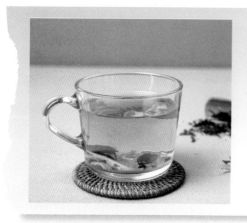

陈枳姜茶

原料：陈皮 5 克，枳实、生姜、花茶各 3 克。

做法：1. 将全部原料放入杯中。2. 杯中加入 200 毫升开水，泡 5 分钟即可。

养生功效：理气。

172招 神曲：散气调中，健脾暖胃

神曲是由杏仁、青蒿、苍耳、红蓼等药加入面粉或麸皮混合而成，性温、味甘，有散气调中、健脾暖胃、消食化积的功效，主要用来治疗气胀。

🚫 **禁忌**：神曲辛温燥烈，虽能消积，但也能助阳，胃酸分泌过多者不宜食用。

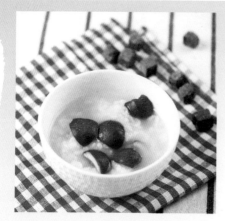

神曲山楂粥

原料：山楂 25 克，神曲 5 克，大米 50 克。

做法：1. 用纱布将神曲包成药包，放入锅中，加适量清水，煎煮 30 分钟。2. 去掉药包，在煎汁中加入淘洗干净的大米和山楂，煮成稀粥即可。

功效：消积食。

173招 百合：补中益气，健脾和胃

鲜百合可以清蒸、炒菜，晒干的百合可以熬粥或者用来做汤，具有润肺止咳、清心安神、补中益气、清热利尿、健脾和胃的功效。

⊘ **禁忌**：脾胃虚寒、腹泻的人不宜食用。

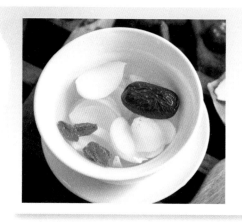

百合红枣汤

原料：鲜百合20克，红枣、枸杞子各适量。

做法：1. 鲜百合洗净，掰成瓣；红枣、枸杞子洗净。2. 锅中放水烧开，倒入所有原料，中火煮10分钟即可。

养生功效：养肺养胃。

174招 葛根：助胃阳

中医认为，葛根味甘、辛，性凉，归脾、胃经，对外感发热、头痛、糖尿病、腹泻等有食疗效果。葛根可以生津止渴、升发清阳，有助胃的阳气升发，因此可以止泻。

⊘ **禁忌**：脾胃虚寒者慎用；胃寒呕吐者慎用。

葛根的食用方法

① 可以直接切片泡茶喝，能起到降火解毒的功效。② 可以与排骨等一起煲汤喝。③ 可以与蔬菜或者肉类炒食。④ 可以磨成粉，加水调成葛根羹吃。

175^招 艾灸疏通脾胃经络

"家有三年艾，医生不用来"

我国用艾草消毒及艾灸治病的历史由来已久。现代医学研究也表明，艾叶中的挥发油可以抑制病毒，具有杀菌作用。在居所燃烧艾叶进行烟熏或煎煮艾叶洗浴，可以起到抗菌、抗病毒、防过敏、增强免疫力及镇静等作用。

一般存放 3 年以上的艾称为陈艾。陈艾点燃火力温和、温度平缓，烟少且渗透性强，因此用陈艾艾灸效果更好。

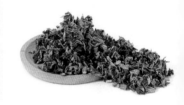

挑选艾绒时，以自然清香、土黄色、干燥、细腻者为佳品。

通过艾灸调理脾胃

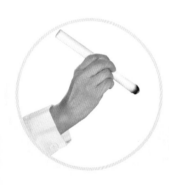

艾灸属于中医针灸疗法中的灸法，通过点燃用艾叶制成的艾炷、艾条等，熏烤人体的穴位以达到保健治病的作用。艾灸的主要功效是温经散寒、益气活血、温阳补虚。

通过艾灸可以疏通脾胃经络，增强机体消化吸收能力，使瘦弱的人得以补益，体胖的人可以祛除痰湿。

艾灸的禁忌

1 艾灸是以火熏灸，施灸时需注意安全，避免造成皮肤烫伤。

2 孕妇、儿童不可自行艾灸，需由有资质的医师指导进行。

3 极度疲劳、过饥过饱、醉酒、大汗淋漓、情绪不稳等情况不可以进行艾灸。

4 对艾叶过敏者不宜艾灸。

5 艾灸时需保证环境温度适宜。艾灸完半小时不宜洗澡，以防寒气乘虚而入。

176^招 零基础也可以学会的艾灸

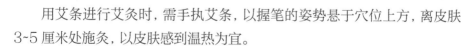

简单、易上手的艾条灸法

用艾条灸火力温和，而且操作简单、易上手。

用艾条进行艾灸时，需手执艾条，以握笔的姿势悬于穴位上方，离皮肤3~5厘米处施灸，以皮肤感到温热为宜。

艾灸疗法常采用回旋灸—雀啄灸—温和灸这三步来进行。

回旋灸——醒穴

将燃着的艾条以穴位为中心，做圆形移动，速度要慢些，尽量保持拿艾条的手相对稳定。回旋灸可以较大范围地刺激和温热穴位，达到醒穴的目的。

雀啄灸——敲开穴位的"大门"

雀啄灸是一种悬灸法，将艾条点燃，对准穴位一起一落、忽远忽近地进行灸治。因动作如麻雀啄食，因此得名"雀啄灸"。落时使穴位感觉较热，起时速度要快。该灸法带来的热感较强，就像敲开穴位的"大门"，使灸力得以进入穴位，驱出寒气。这种灸法一般持续时间较短，通常5~10分钟。

温和灸——巩固灸力

温和灸又称温灸法，也是一种悬灸法。将燃着的艾条与穴位保持一定的距离，在灸治过程中，接受艾灸的人感到热度适中、无强烈灼痛感为宜。温和灸使灸力得以如泰山压顶般进入穴位，使气血加速运行。该灸法一般持续10~15分钟。

177^招 食欲不振灸内关、足三里

　　生活中常见人感到缺乏食欲，很美味的食物也不想吃，即使吃下去，消化力也不足，难以转化成身体所需营养物质。时间久了，就会变得虚弱、营养不良、消瘦。这种情况一般和情志失调、脾胃不和有关，也可能是患有急性或慢性胃炎、胃癌等病症所致。

　　足三里是足阳明胃经上的一处调理脾胃的重要穴位，按摩、艾灸、针灸都可以起到补中益气、增强机体免疫力、缓解胃痛等功效。艾灸时与手厥阴心包经上的内关配伍，顺次施灸，可以起到健脾胃、助消化、增进食欲的作用。

灸法：艾条悬灸，10～15分钟为1次，每天1次，10天后看效果，再决定是否继续进行。

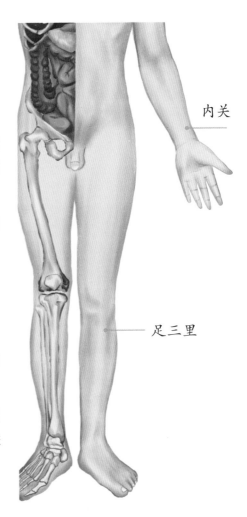

内关

足三里

内关穴

定位取穴：在前臂前区，腕掌侧远端横纹上2寸，掌长肌腱与桡侧腕屈肌腱之间。

快速取穴：微屈腕握拳，从腕横纹向上量3横指，两条索状筋之间即是。

功效：宽胸理气。

足三里穴

定位取穴：在小腿前外侧，犊鼻下3寸，犊鼻与解溪连线上。

快速取穴：站位弯腰，同侧手虎口围住髌骨上外缘，余四指向下，中指指尖处即是。

功效：生发胃气，燥化脾湿。

178 招 口臭，灸内庭、劳宫

中医上讲，脾开窍于口，脾主运化饮食水谷，在功能上，口与脾的功能是统一协调的，脾胃有虚火，胃气滞纳，体现在外部就是较顽固的口臭，仅依靠刷牙、漱口不能得到有效解决。灸内庭、劳宫可以调理肠胃气机。

内庭，意指胃经的天部之气在此散热冷降，艾灸本穴可以清胃泻火、理气止痛、消肿止痛、理气和血。劳宫属于心包经，通过艾灸可以清心火、镇静安神、缓解疲劳。

灸法：采用温和灸，艾条悬灸，5~10 分钟为 1 次，每天 1 次，10 天后看效果，再决定是否继续进行。

劳宫穴

定位取穴：在掌区，横平第三掌指关节近端，第二、第三掌骨之间偏于第三掌骨。

快速取穴：握拳屈指，中指尖所指掌心处，按压有酸痛感处即是。

功效：清心火，安心神。

内庭穴

定位取穴：足背第二、第三趾间，趾蹼缘后方赤白肉际处。

快速取穴：足背第二、第三趾间，皮肤颜色深浅交界处即是。

功效：清胃热，化积滞。

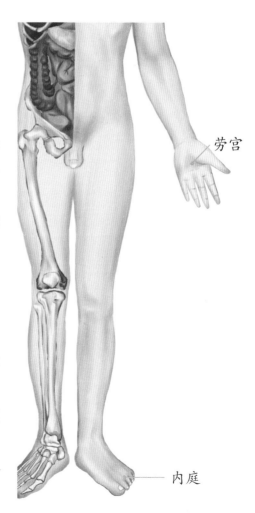

劳宫

内庭

179招 胃痛灸中脘、梁丘

胃痛主要是因为饮食不当或患有胃肠道疾病所致，主要表现为上腹部疼痛。

中医称胃痛为胃脘痛。胃痛多由外感寒邪、饮食不当、精神压力和脾胃素虚等引起，胃气郁滞、失于和降是胃痛的主要病机。艾灸调理以温中散寒、理气和胃为主。

胃腧名意指胃腑的湿热水气由此外输膀胱经，可以和胃健脾、理中降逆，还可以有效调理胃肠功能引起的消化紊乱问题。胃腧与中脘、梁丘配伍可辅治胃痛。

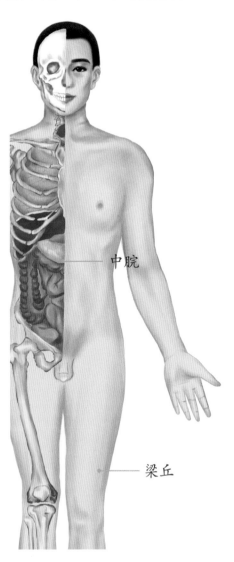

灸法：艾条悬灸，5~10分钟为1次，每天1次，10天后看效果，再决定是否继续进行。

中脘

定位取穴：在上腹部，脐中上4寸，前正中线上。

快速取穴：在上腹部，肚脐与胸剑联合连线的中点处。

功效：消积化滞、补益中气。

梁丘

定位取穴：在股前区，髌底上2寸，股外侧肌与股直肌肌腱之间。

快速取穴：坐位，下肢用力蹬直，髌骨外上缘上方凹陷正中处即是。

功效：温通气血。

中脘

梁丘

180^招 胃下垂灸百会、气海

胃下垂是胃呈低张的鱼钩状,胃缺乏张力,表现为腹胀、恶心、嗳气及胃痛等。现代医学认为胃下垂是由膈肌悬吊力不足,相关韧带功能减退而松弛及腹压、腹肌等因素造成的。

中医认为胃下垂是脾胃虚弱导致中气下陷、升降失常所致。胃下垂患者需要调整饮食和生活习惯,畅情志,同时,艾灸百会和气海可以升阳举陷、健脾补胃,有效改善胃下垂的情况。

灸法: 艾条悬灸,5~10 分钟为 1 次,每天 1 次,10 天后看效果,再决定是否继续进行。

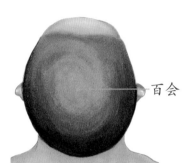

百会

百会

定位取穴: 在头部正中线上,前发际正中直上 5 寸。

快速取穴: 正坐,两耳尖与头正中线相交,按压有凹陷处即是。

功效: 升阳举陷。

气海

定位取穴: 在下腹部,脐中下 1.5 寸,前正中线上。

快速取穴: 在下腹部,正中线上,肚脐中央向下与关元之间的中点处即是。

功效: 补中益气。

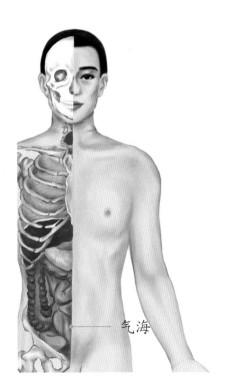

气海

181^招 呕吐灸天枢、内关

进食不洁饮食、外感风寒、咽部受到刺激或患胃肠疾病等都可以引发呕吐。

中医认为,呕吐是由于胃失和降导致,多由外邪侵袭、饮食不洁、情志不调、脾胃虚弱等引起。治疗方法为和胃降逆、滋养胃阳、宽胸理气,以缓解呕吐引起的不适。

艾灸天枢可以调理大肠为主的肠道病,对急性腹泻和慢性腹泻都有效果。内关是中医调理胃肠不适的重要穴位,通过刺激该穴可缓解恶心干呕,同时对缓解胃痉挛、胃脘痛也有效果。

灸法:艾条悬灸,5~10分钟为1次,每天1次,10天后看效果,再决定是否继续进行。

天枢

定位取穴:在腹部,横平脐中,前正中线旁开2寸。

快速取穴:仰卧,肚脐旁开3横指,按压有酸胀感处即是。

功效:理气消滞。

内关

定位取穴:在前臂前区,腕掌侧远端横纹上2寸,掌长肌腱与桡侧腕屈肌腱之间。

快速取穴:微屈腕握拳,从腕横纹向上量3横指,两条索状筋之间即是。

功效:宽胸理气。

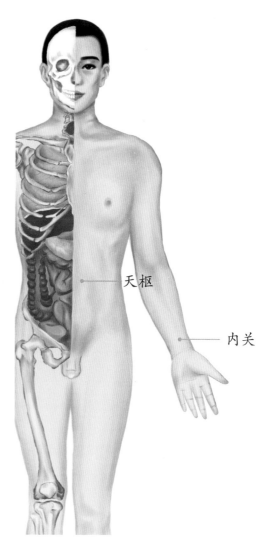

天枢

内关

182^招 便秘灸天枢、大肠腧

便秘是指排便频率减少,粪便量少且干结,通常有排便困难、排便不尽感。便秘会导致肠道功能紊乱,干扰大脑功能,还会诱发其他疾病。

中医学认为便秘是由肝气郁结,津液输布失常,肠道失于濡润引起。另外肝火过旺、津液亏虚也会导致便秘。通过对天枢和大肠腧施灸,可以疏调肠腑、理气消滞、通便。

灸法:艾条悬灸,5~10分钟为1次,每天1次,10天后看效果,再决定是否继续进行。

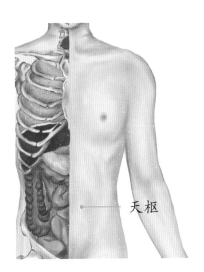

天枢

天枢

定位取穴:在腹部,横平脐中,前正中线旁开2寸。

快速取穴:仰卧,肚脐旁开3横指,按压有酸胀感处即是。

功效:理气消滞。

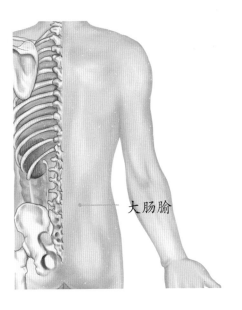

大肠腧

大肠腧

定位取穴:在腰部,第四腰椎棘突下,后正中线旁开1.5寸。

快速取穴:两侧髂嵴连线与脊柱交点,旁开2横指处即是。

功效:理气降逆,调和肠胃。

183 ^招 胃胀气灸气海、脾腧

胃胀，表现为胃部胀满、上腹部疼痛。胃胀在生活中比较常见，生活作息不规律、饮食不适当、生气、饮水过少都可能引起胃胀。如果经常性发生胃胀，就应该注意饮食调理，多吃些养胃食物，如小米、南瓜等，避免进食辛辣刺激性食物。必要时需去医院治疗。

艾灸也可以帮助缓解胃痛、胃胀等症状。可以艾灸中脘、神阙、天枢、气海、内关、足三里等穴，症状严重时需配合脾腧、胃腧、肝腧、公孙等穴位。

灸法：艾条悬灸，5~10 分钟为
1 次，每天 1 次，10 天后看效果，
再决定是否继续进行。

气海

定位取穴：在下腹部，脐中下 1.5 寸，前正中线上。

快速取穴：在下腹部，正中线上，肚脐中央向下与关元之间的中点处即是。

功效：补中益气。

脾腧

定位取穴：在脊柱区，第 11 胸椎棘突下，后正中线旁开 1.5 寸。

快速取穴：两髂与脊柱相交椎体处，往上推五个椎体，下缘旁开 2 横指处。

功效：缓解脘腹胀满。

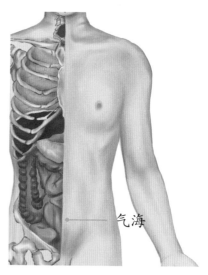

气海

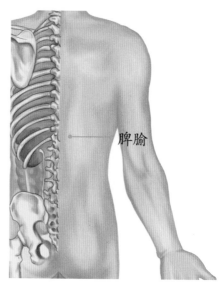

脾腧

184^招 健脾和胃灸中脘、胃腧

中脘是胃部的一个穴位，刺激中脘有散寒止疼的效果。当患者出现胃痛或者是急性胃炎、肠炎等不适时，可以对中脘进行艾灸。

对穴位进行艾灸可促使经络通畅，消除病灶，达到调理脾胃、补中益气、疏风化湿、扶正祛邪的功能。

灸法：艾条悬灸，5~10 分钟为 1 次，每天 1 次，10 天后看效果，再决定是否继续进行。

中脘

定位取穴：在上腹部，脐中上 4 寸，前正中线上。

快速取穴：在上腹部，肚脐与胸剑联合连线的中点处。

功效：温中散寒。

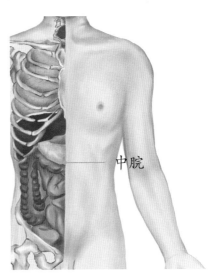

胃腧

定位取穴：在下背部，第 12 胸椎棘突下，后正中线旁开 1.5 寸。

快速取穴：两髂与脊柱相交椎体处，往上推四个椎体，其上缘旁开 2 横指处即是。

功效：升发胃气，燥湿健脾。

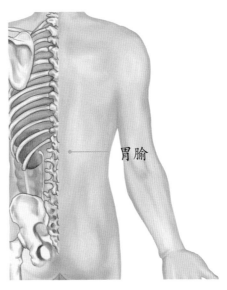

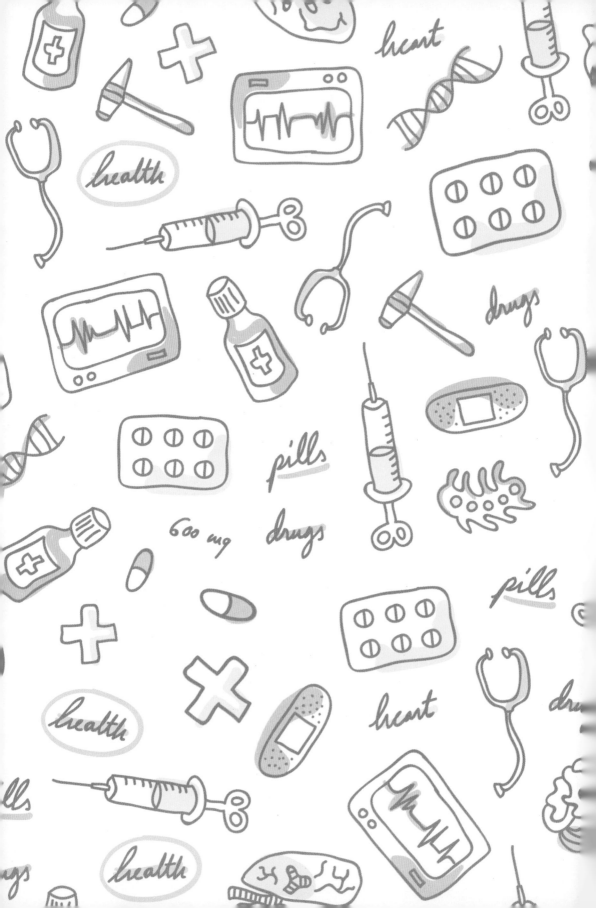

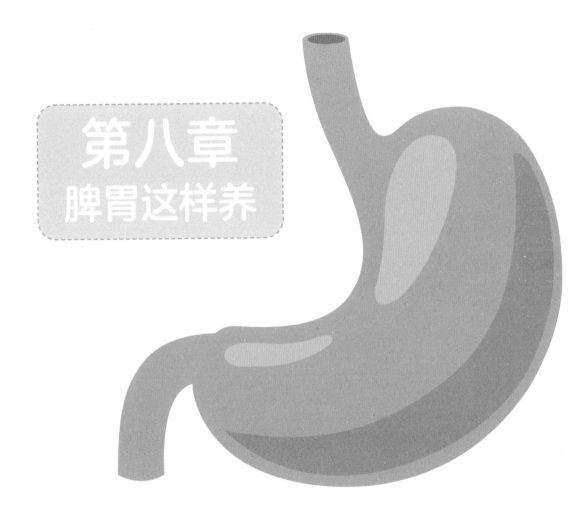

第八章
脾胃这样养

中医讲究辨证施治，即使是药膳这样的辅助治疗，也必须符合规律，才能取得良好的效果。在调理胃部疾病时，需要了解食材、药材的寒、热、温、凉之性，同时需要认清自己的体质分型及所患病症的具体症状。

185^招 长夏养脾胃

长夏就是指传统的三伏天，每年的 7 月中旬左右。古人根据夏末雨水多、湿气大的特点增加了长夏这一时节。长夏是调理脾胃的好时机。

避免湿邪入侵

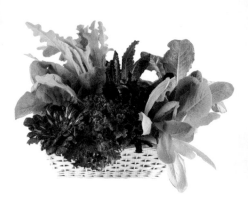

长夏在五气中属湿，脾属土，恶湿。而长夏雨水较多、湿气较盛，因此长夏养脾应避免湿邪入侵脾胃。

在空调房或空气流通不好的室内待太久或过食冷饮、油腻食物都会加重体内的湿气。长夏可以进食清淡有营养的菜肴或汤品，多去户外活动。

避免阳气外泄

夏季注意防暑，尽量减少高温下作业；夏季注意不要劳累，保证充足的睡眠；同时长夏天气易闷热、暑气重，需保持情绪的稳定，内心不要急躁。

如果体内湿热相兼，会表现出脾胃虚弱。只有以正确的方法养护脾胃，才可能达到祛湿热、健脾胃的目的。

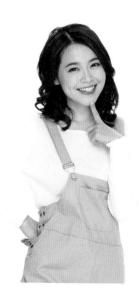

186 ^招 脾虚也会导致肥胖

脾胃运化能力降低，也就是脾虚。脾虚的症状有肌肉松弛、浑身无力、睡觉流口水、口气重、大便不成形且黏、舌有齿痕等。

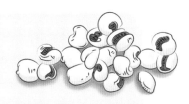

中医认为脾虚是造成肥胖的重要原因，脾的功能下降，导致水液代谢失调，出现痰湿内生，也就是脂肪堆积，引起肥胖。

脾虚是由多种原因引起的，细菌感染、饮食不节、运动较少或精神长期处于紧张状态等，都可能导致脾虚。

可以采用中医传统针灸、艾灸的方法健脾祛湿。平时要调整生活和饮食习惯，多吃健脾祛湿的食物，如山药、薏米、赤小豆等，以改善脾胃的状态。

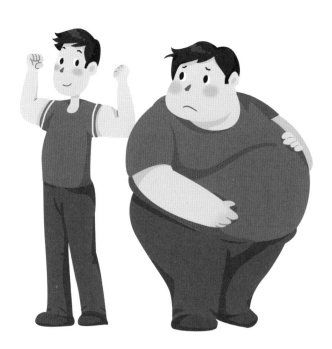

187^招 脾胃湿气的 3 种类型

湿气进入人体后遭遇不同的邪气形成不同的湿邪。湿气在体内不同位置症状表现不一，如湿气在脾胃就会表现为消化不良、舌苔黄腻；湿气在肝胆就会表现为口苦口干等。体内湿气淤积会影响皮肤、体形、容貌，导致皮肤毛孔粗大、暗黄、脸上长痘，身体虚胖等。脾胃主运化水湿，祛除体内湿气以健脾养胃为关键。

湿气可分为湿热、寒湿、痰湿 3 种类型。依其特点的不同，可以通过不同的日常习惯和饮食来调理。

症状	表现	危害	日常习惯	饮食
湿热	湿邪与热邪相结合，就会形成湿热。体内有湿热者体味较重、容易发胖、皮肤出油、长痘、食欲不振、舌苔黄厚腻、舌质发红、大便黏滞、小便发黄	湿热会损伤肝脾，使肝脾功能下降，易引发肥胖且不易减下去，以及痛风等病症。皮肤容易瘙痒、红肿	饮食宜清淡、少盐，避免暴饮暴食，避免潮湿环境，适当运动	绿豆、冬瓜、丝瓜、赤小豆、西瓜、绿茶、花茶等
寒湿	湿气与寒相遇，就形成寒湿。寒湿会使人感到四肢冰冷、喜暖怕凉、身体沉重、面色发青、口黏发甜、舌苔白、有齿痕、大便不成形、腹泻等	寒湿会损耗阳气，女性会有痛经问题。寒湿多淤积在脏腑肌肉，致使脾胃虚寒、肩周炎、湿性关节炎等	日常注意保暖，不贪凉，注意运动以增补阳气。饮食注意补养气血。以热水泡脚	红枣、当归、姜 等甘、辛 味食物
痰湿	痰湿指的是人体津液的异常积留，表现为腹部有赘肉、四肢浮肿、神情困倦、口黏发甜、喜欢甜食、不爱饮水、舌苔厚腻、大便不成形、小便次数多	容易引发肥胖，以及各种慢性病	饮食以清淡且有助于利湿化痰的食物为主。注意多晒太阳，坚持运动	白萝卜、紫菜、山药、麦冬、薏米等

188^招 腹泻，对症调理才有效

中医认为，腹泻与脾胃的运化失常有关，清浊不分、水谷不化、消化功能不良会导致腹泻。引起脾胃运化失常的原因众多，外感风寒、饮食失节、情志失调、体虚都可能引起。

通常急性腹泻大多与外感、饮食相关，慢性腹泻多与情志、体虚相关。中医将腹泻分为 4 个证型，了解不同原因，可以使我们对腹泻有针对性地治疗。

证型	症状	治法	推荐中药
寒湿内盛证	排便较稀如水样；腹痛伴有肠鸣、腹胀、食欲减退；舌头的颜色比较淡，苔白厚。如果是因受凉引起，还伴有恶寒头痛、肢体酸痛等症状	散寒化湿	藿香、白术、茯苓、甘草、半夏、陈皮、厚朴、大腹皮、紫苏、白芷、桔梗
湿热伤中证	腹痛，着急上厕所；大便颜色呈黄褐色，非常臭，肛门感到灼热；小便短黄，总是感觉口渴；舌头呈红色，舌苔偏黄且厚	清热利湿	葛根、黄芩、黄连、甘草、车前草、苦参
食滞胃肠证	剧烈腹痛，伴有肠鸣，排便有臭鸡蛋味，排完便腹痛停止，只是感觉肚子胀，泛酸有异味；缺乏食欲	消食导滞	神曲、山楂、莱菔子、半夏、陈皮、茯苓、连翘、谷芽、麦芽
肝气乘脾证	胸闷，频繁打嗝。每次情绪紧张或精神压力大的时候就会腹痛、腹泻；舌头呈淡红色	抑肝扶脾	白芍、白术、陈皮、防风

189^招 消化不良，启动人体的"健胃消食片"

下脘、足三里、四横纹被称为人体自带的"健胃消食片"，人在消化不良时每天坚持按摩这几个穴位，可益气健脾、消食化滞、增进食欲。

四横纹是经外奇穴，是消宿食化积滞的专用穴。四横纹原本被用来治疗小儿消化问题，后来证实，成人使用四横纹效果也非常好。所以遇到消化不良的问题，可以按摩四横纹。四横纹位于两手的食、中、无名、小指的掌面，指间关节横纹的中点处，每侧 4 穴。

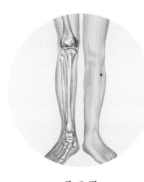
足三里

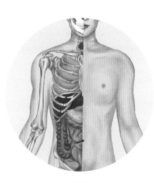
下脘

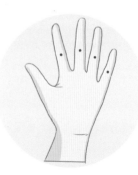
四横纹

消化不良时，可用拇指按压足三里、下脘，力度由轻渐重，当感觉酸胀时沿顺时针方向按揉 3~5 分钟，然后轻拍穴位使之放松，接着用拇指掐按四横纹，总共 3~5 分钟。每天 2~3 次。长期坚持，可有效改善消化不良症状。

190^招 轻断食，健脾胃

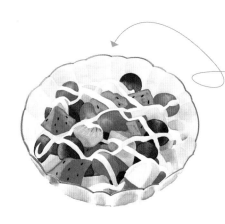

轻断食不以减肥为目的，但可以减轻体重，降低肥胖者的体脂率。

许多人由于心理或精神压力大，会有情绪性暴饮暴食的习惯，即便吃饱了也停不下来。其实这些人脾胃虚弱多是"撑"出来的，当脾胃过度劳累，消化吸收功能也会日益衰退，久而久之造成脾胃虚弱、虚寒。适当轻断食对脾胃可起到调理、休养的作用。

轻断食是指在一段时间内减少饮食或选择不吃，其他时间照常饮食的饮食方式。轻断食不是节食，只是减轻脾胃的消化负担，从而进行体内自我清洁，将体内累积的废物、有害细菌、尿酸等排泄出去。

轻断食之后会感觉心情愉悦，能够改善情绪，抵抗抑郁。轻断食是一种安全的饮食干预，有利于改善空腹血糖和餐后血糖水平。

此外，每周坚持 1 天或 2 天轻断食，控制能量摄入，会对大脑产生积极影响，预防阿尔茨海默病和帕金森病。轻断食不是完全不吃东西，每个人可以根据自身情况适当减少饮食摄入，这样做也比较容易施行和坚持下去。

每个人对于轻断食的反应都不一样，如出现不良反应，请立刻停止，恢复正常饮食。有严重低血糖的人、体重过轻的人以及孕妇不建议选择轻断食。

191^招 轻断食的 2 种方法

16:8 轻断食

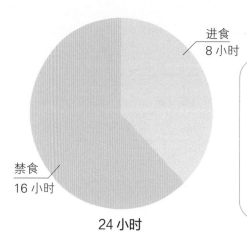

进食
8 小时

禁食
16 小时

24 小时

把进食时间限制在 8 小时之内，剩下的 16 小时只喝水或饮用没有能量的饮料。

刚开始执行轻断食的人可以在双休日选择这种方法进行尝试，让身体慢慢适应，再尝试 16 小时断食。

5/2 断食法

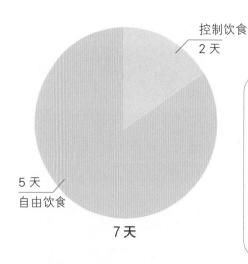

控制饮食
2 天

5 天
自由饮食

7 天

即每周中不连续的 2 天每天只摄取 500~600 千卡能量的食物，其余 5 天自由饮食，不控制。

这种轻断食可以帮助减轻体重，降低血脂。轻断食的那两天注意选择低碳水和低能量的食物和饮料，同时保持日常运动量。

192^招 脾胃安和，不再失眠

中医讲"胃不和则卧不安"，失眠要先调理脾胃。人们失眠、睡眠质量差，除了精神因素，很大部分原因是脾胃问题。

晚餐进食过饱或饮用含咖啡因的饮料，进食辛辣、油腻食物等，都会加重胃肠负担，刺激神经中枢，进而影响睡眠。另外，平时不注意保养脾胃，造成心脾两虚，出现心悸、泛酸、恶心或者胃胀等不适，也直接影响睡眠。

193^招 滋阴健脾、养心安神的膳食方

中医认为，莲子可以补养元气，具有补脾、益肺、养心、安神、益肾等作用。莲子可以与银耳、桂圆一同煮汤，也可以煮粥。莲心可以泡茶饮用，有静心安神作用。

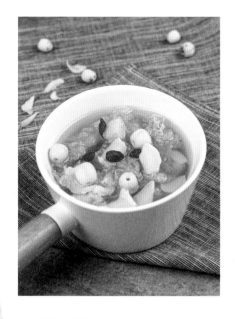

莲子百合汤

原料：

莲子、百合、干银耳各15克，枸杞子适量。

做法：

1. 银耳浸泡4小时，去根，撕成小块。

2. 将莲子、百合浸泡30分钟。

3. 将准备好的食材洗净后放入锅中，加适量水熬至黏稠即可食用。

养生功效：此汤可养心益气、健脾止泻，对心脾两虚导致的失眠、心悸等均有食疗作用。

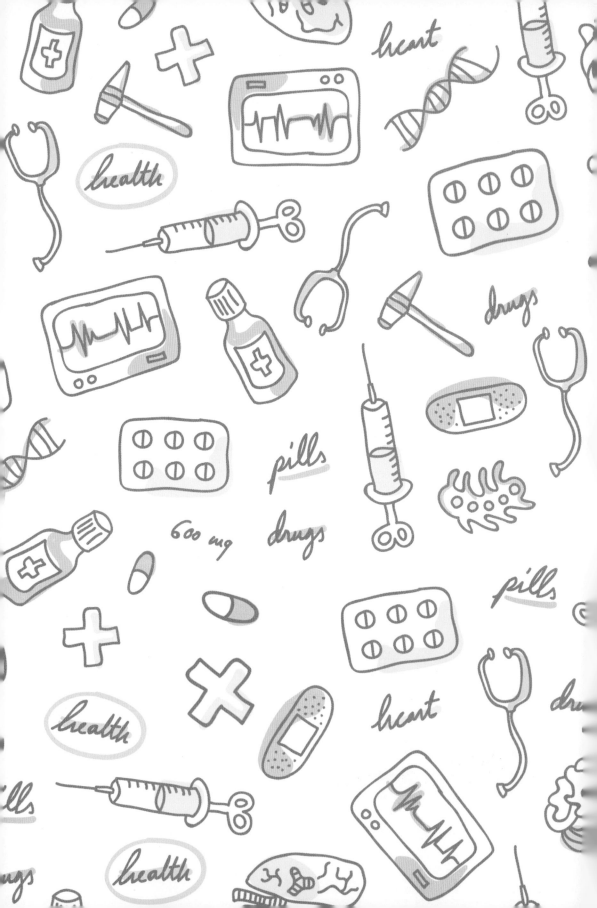

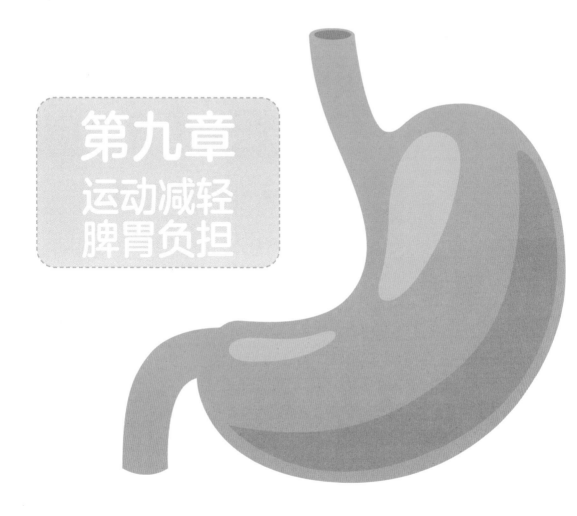

第九章
运动减轻脾胃负担

　　有研究表明，胃溃疡患者每天步行 2 千米，可以有效促进溃疡面的愈合。运动还有利于增强胃动力、缓解胃胀等。人在运动时，胃部也可以得到有利按摩。胃不好的人可以选择轻缓、有针对性的运动方式。

194 ^招 散步的 2 个小窍门

人在行走的过程中，呼吸相对加快，胃肠也加快蠕动，同时大脑细胞受到外界刺激，心情也会变得放松、愉悦。

光脚走一走——享受散步

光脚时，足底的经络与穴位得到刺激，能很好地改善血液循环，消除疲劳。同时，足底的胃、肠反射区也得到有效刺激，达到强健脾胃的作用。

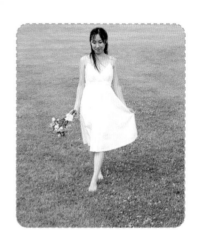

平常可以多在家里的地板上光脚走路，在户外光脚走则更容易刺激足底穴位，鹅卵石路面、沙土、草地等都可以光脚走，每天走20 分钟，有助于缓解消化不良的症状。

孩子也可以适当在安全、干净的地方光脚走，能有效提升其御寒能力，可预防腹泻，对感统发育、足弓发育都有好处。

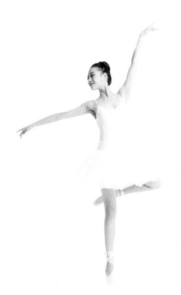

踮脚走一走——百病消

踮脚尖走是一项有氧运动，每次踮脚尖走30~50 步，可有效促进胃肠蠕动，使体内的垃圾和毒素尽快排出，还可以预防胃肠疾病。学生、上班族、老年人都可以随时随地踮脚尖走几步。

八段锦第八式，这个动作也是通过踮脚跟的方法刺激肾经，柔和按摩五脏六腑，起到强健身体的作用。

195^招 慢跑：预防胃溃疡、胃下垂等

跑步的时候，身体需要消耗更多的营养物质，这就需要消化系统加强工作。胃肠功能也遵守"用进废退"的原理，适度慢跑并坚持，有助于增强胃肠功能。

跑步可以预防胃溃疡

跑步可以调节消化液的分泌，使消化液分泌保持在正常水平，可在一定程度上预防患胃溃疡、十二指肠溃疡等消化系统疾病。跑步有利于改善胃下垂的情况。导致胃下垂的很大部分原因是胃部肌肉和韧带不能承受胃的重量，发生松弛。慢跑可以锻炼胃部周围的肌肉和韧带，使其力量增强，从而有效悬垂和固定住胃。

慢跑的动作要领

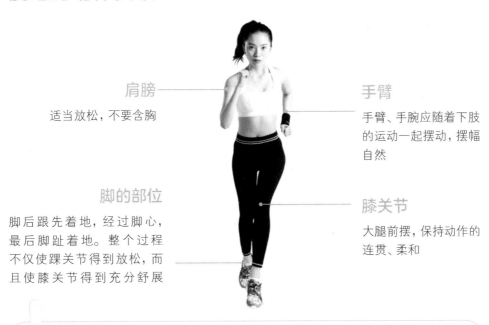

肩膀
适当放松，不要含胸

手臂
手臂、手腕应随着下肢的运动一起摆动，摆幅自然

脚的部位
脚后跟先着地，经过脚心，最后脚趾着地。整个过程不仅使踝关节得到放松，而且使膝关节得到充分舒展

膝关节
大腿前摆，保持动作的连贯、柔和

慢跑需要注意：尽量不要在晚上长时间跑步，否则会使血流量加大，导致大脑皮质过度兴奋，影响睡眠质量；注意控制跑步的时间和速度，每个人的体质不一样，需要量力而行。

196^招 养胃保健操

扭脊

从右向左将一手举起，另一手搭在髋部，侧弯，感觉脊椎有拉伸感，可做 10 次，换方向练习。扭脊可以促进胃肠蠕动。职场人士多伏案工作，运动量比较小，容易出现腹胀、便秘，做这个操有助于放松肩颈、刺激胃肠蠕动。

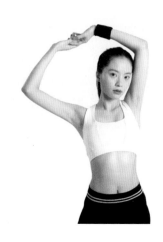

背后弯

用双手托住腰底部，然后人体以腰为中心向后弯，腹肌要有拉抻感。停留 5~10 秒后恢复原位，然后反复做，10~20 次即可。

转腰

双手叉腰，可以先顺时针转 50 次，再逆时针转 50 次，动作轻柔一些，可以促进胃肠蠕动，刺激食欲，使气血充足，精气神充沛。

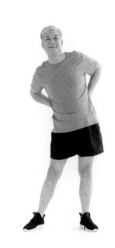

197^招 拍打腹股沟，改善脾湿

脾胃虚弱时，其运化水湿的能力下降，身体就会出现乏力、肥胖等症状。

《黄帝内经》有："脾有邪，其气留于两髀"之说，即脾胃有问题，肯定有邪气滞留于两髀。两髀即两侧的腹肌沟，是脾经循行的位置，经常拍打此处可以加速气血运行，强健脾经，改善虚胖、消瘦等脾湿症状。

经常拍打腹股沟，可以通过外力增加肠道蠕动，改善便秘症状。久坐的学生、上班族或脾胃功能不好的老年人都可以经常拍打此部位。女性经常拍打此部位还可以有效改善宫寒、痛经等问题。

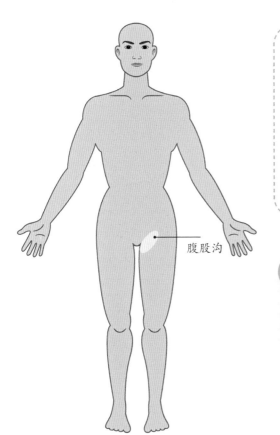

腹股沟

方法：站立，两脚分开与肩同宽，膝盖微弯曲，腰背挺直，微微向前收。手臂自肩膀处用力，拍打大腿内侧与小腹交界处的腹股沟位置。由轻到重，逐渐加力，至腹股股微微发热为止。可以每天拍打2~3次，每次5~10分钟为宜。

拍打腹股沟操作简单，很容易放松全身，非常适合学生、上班族或老年人做。

198 招 调理脾胃可单举

"调理脾胃须单举，五劳七伤向后瞧。"——《八段锦》第三式。

中医认为"脾主升清，胃主降浊"，在传统功法中，认为双肩是中焦气血流通的要津，练习此式不但能对脾经、胃经进行刺激和疏通，有效调理脾胃，还能疏通肝胆经。

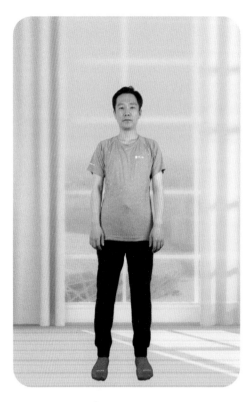

1 预备姿势自然站立。

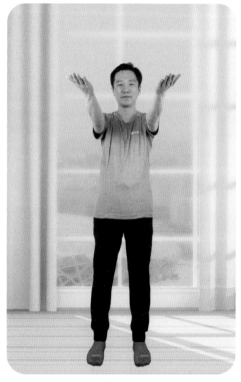

2 两手前伸，掌心朝上，上提至与胸同高。

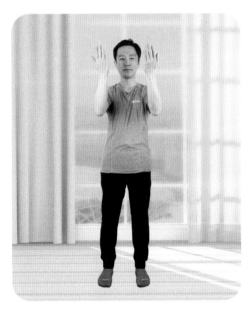

3 两手收回至脸前。

4 两手翻转使左掌心向上，右掌心向下，做阴阳掌动作。

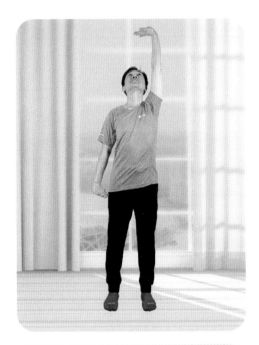

5 左掌上提至头顶上，成托天姿势，抬头注视左掌；右掌下压成按地姿势。

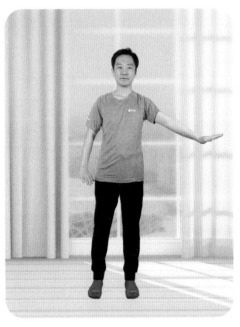

6 左手臂伸直，由左外侧慢慢放下，头回正，双掌下垂放松。

199^招 静心养胃太极拳

在中国，太极拳有着悠久的历史。太极拳动作和缓，呼吸自然，不受时间、地点的限制，很受大众欢迎。其特点是刚柔相济、动中求静、连贯性强；呼吸自然平稳，精神高度集中，形意一致。

练习太极拳可以调节神经功能，疏通气血，调达肝气，增加肺活量。太极拳讲究动静交融，上下相随，内外协调，神形相济，连绵不断，身步自然运转，能使体内阴阳协调、相互增长。各脏器、组织协调，就不会出现偏盛或偏衰的情况，有益于身心健康。

通过轻松柔和的太极拳运动，可以使人经络舒畅，促进新陈代谢，增强体质，对神经衰弱、胃炎等多种慢性病都有一定预防和缓解作用。

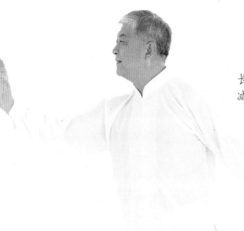

长期打太极拳，可以增强体质，减少五脏疾病的发生率。

200^招 五禽戏：延年益寿

五禽戏，相传是由东汉医学家华佗创作，是中国传统导引养生的一个重要功法。五禽戏通过模仿虎、鹿、熊、猿、鹤五种动物的动作和姿势，舒展身体、活络筋骨。不仅能调理脾胃、养筋疏肝，而且能增强老年人的下肢稳定性，延年益寿。

常练五禽戏可以促进消化、睡眠，强健脾胃，刺激食欲，对腹痛、腹胀、便秘、腹泻等胃肠不适能起到改善作用。

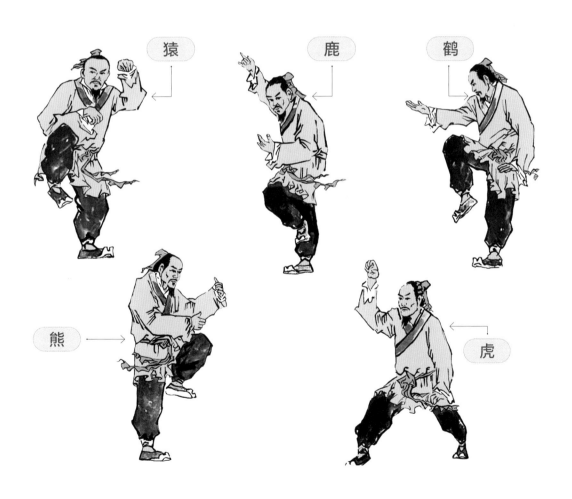

猿　鹿　鹤

熊　虎

图书在版编目（CIP）数据

养胃：饮食+治疗+中医调养/赵迎盼编著.—北京：
中国轻工业出版社,2024.9
ISBN 978-7-5184-3713-9

Ⅰ.①养… Ⅱ.①赵… Ⅲ.①益胃—基本知识
Ⅳ.① R256.3

中国版本图书馆 CIP 数据核字 (2021) 第 220359 号

责任编辑：付　佳　罗雅琼　　责任终审：劳国强　　封面设计：伍毓泉
策划编辑：罗雅琼　　　　　　　责任校对：朱燕春　　责任监印：张京华
版式设计：奥视读乐

出版发行：中国轻工业出版社（北京鲁谷东街 5 号，邮编：100040）
印　　刷：北京博海升彩色印刷有限公司
经　　销：各地新华书店
版　　次：2024 年 9 月第 1 版第 4 次印刷
开　　本：710×1000　1/16　印张：12
字　　数：200 千字
书　　号：ISBN 978-7-5184-3713-9　定价：49.80 元
邮购电话：010-85119873
发行电话：010-85119832　010-85119912
网　　址：http://www.chlip.com.cn
Email：club@chlip.com.cn